健康保險、勞保與職災實務

廖勇誠 著

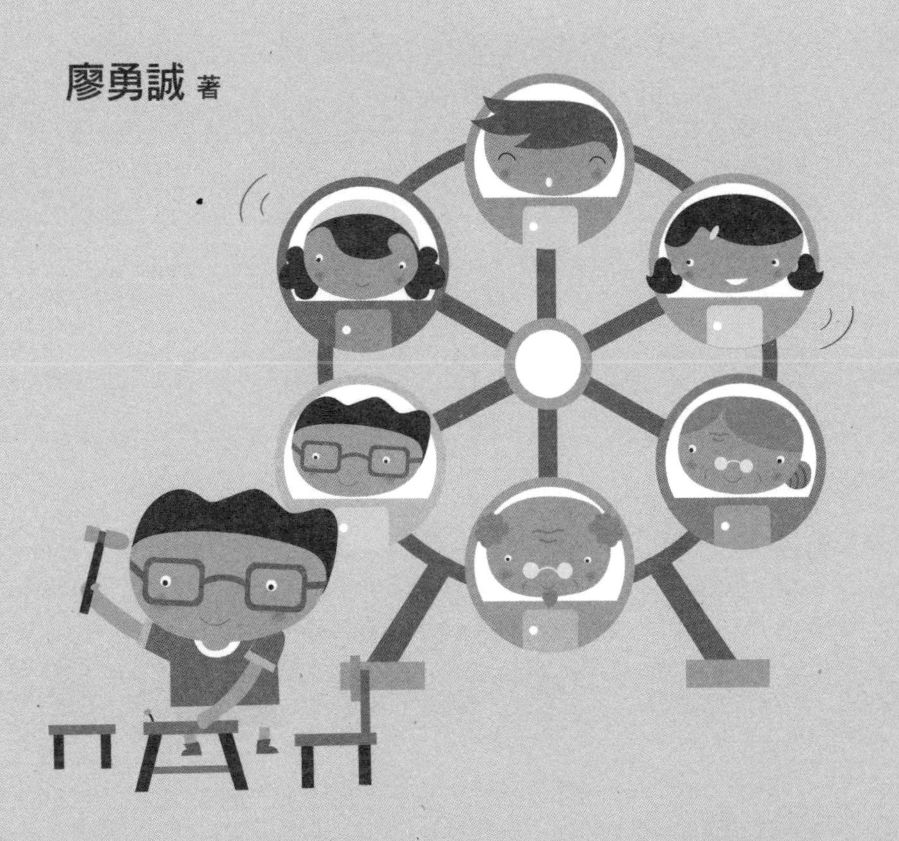

自序

作者修習保險與從事壽險實務工作前後已超過二十三年，並曾講授健康保險、社會保險、職業災害與雇主責任、年金保險與退休金規劃、風險管理與產壽險實務講座課程；本書實為教學相長後的心血結晶。

為了協助讀者輕鬆學會健康保險、全民健保、長照保險、勞工保險、職業災害及勞基法雇主責任、強制汽車責任保險與實務理賠給付要點，作者精編個案並結合實務經驗，協助讀者輕鬆學會申領給付與了解各式各樣的健康保險相關商品，也希望保險的學習可以更加實用、更加有趣。另外，為幫助讀者進一步通過考試與活用要點，本書特別精編考題與解析，希望能夠達到實用、輕鬆、生活化而且又能幫助通過考試的多重功效。

本書範圍廣泛且多元，涉及社會保險理論與申領實務、產壽險商品理論與實務、示範條款、相關法令與實務作業等各層面，礙於法令多變而且內容多元繁雜，本書僅能盡力撰寫要點與經驗叮嚀，難以深入剖析各項議題，敬請見諒。如有疏漏錯誤，尚祈海內外宏達、師長、專家前輩與讀者指正！

最後，本書之出版，源自於筆者從101年第4季開始於創價學會/創價文教的創價新聞中連載約40篇實用生活保險專欄，有感於保險生活個案深具實用性、重要性與必要性，因此筆者挑選並修訂部分篇章納入本書內容。另外，筆者擔任德明財經科技大學與國泰人壽CFP課程講師，考量勞保、健保、長照、職災、強制車險與實務理賠給付要點繁複深奧，因此特別以輕鬆化、重點化、生活化與實用化模式著手撰寫本書；期望筆者的案牘勞形可以對於讀者朋友們提供更實用的幫助。

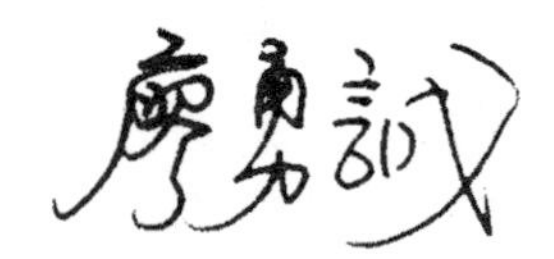

於台中

105年1月

Contents

架構圖：
健康保險、勞保與職災實務

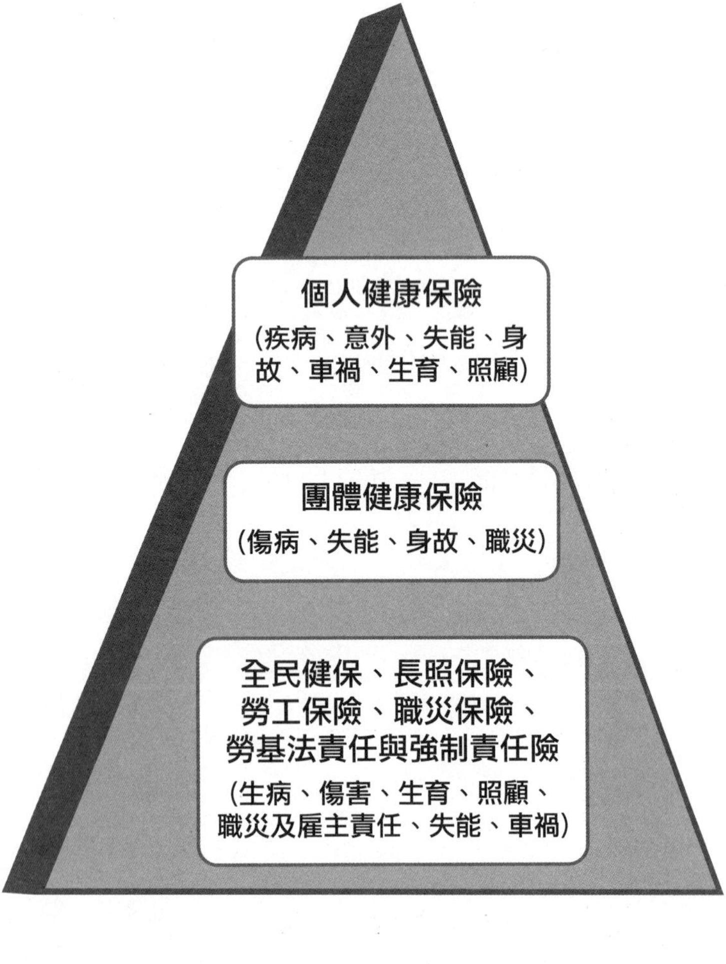

個人健康保險
(疾病、意外、失能、身故、車禍、生育、照顧)

團體健康保險
(傷病、失能、身故、職災)

全民健保、長照保險、
勞工保險、職災保險、
勞基法責任與強制責任險
(生病、傷害、生育、照顧、
職災及雇主責任、失能、車禍)

第一章
商業健康保險商品與市場概況

第一節　商業健康保險商品定義與分類

第二節　台灣商業健康保險市場概況

第三節　健康保險商品重要特質概要

第四節　健康保險商品個案實例

- 台灣的商業健康險保費規模多大？
- 產險公司可以銷售健康保險嗎？保費規模多大？
- 有那些健康保險商品可以選擇?
- 什麼是失能所得保險？
- 多嚴重的情況才能領取長期看護給付？
- 重大疾病包含哪些？
- 團體健康保險與個人健康保險差異何在？

第一節 商業健康保險商品定義與分類[1]

一、商業健康保險商品與分類

1. 依保險法第125條，健康保險人於被保險人疾病、分娩及其所致殘廢或死亡時，負給付保險金額之責。
2. 可進一步推論健康保險商品針對被保險人因**疾病、分娩或意外**而就醫治療時，提供醫療費用補償、手術費用補償、住院日額津貼或其他相關津貼。

二、商業健康保險商品概況

1. 健康保險契約之契約種類：

   商業健康保險商品依醫療給付方式可分為實支實付醫療保險與日額型醫療保險；實支實付醫療保險屬於損害補償契約性質；日額型醫療保險屬於定值保險契約性質。

2. 健康保險商品為產險與壽險公司的共同商品：

   行政院金融監督管理委員會於97年4月訂定發佈《財產保險業經營傷害保險及健康保險業務管理辦法》，同意產險業申請經營健康險與傷害險業務，可銷售商品限以保險期間為一年以下且不保證續保的保單；並

1　參陳明哲 (2011)，人身保險，第七章；壽險公會 (2012)，人身保險業務員資格測驗統一教材；壽險管理學會 (2011)，人壽保險；並另參考壽險業商品條款與作業規範與廖勇誠 (2013)(2014)

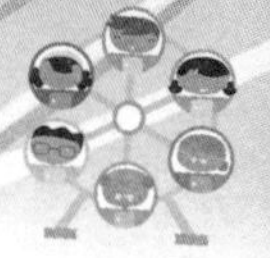

於104年12月放寬產險業者，得經營三年期以下且不保證續保之傷害保險及健康保險。

3. 壽險公司的健康險商品已走向多元化：

   台灣壽險市場已呈現多元化健康險商品競逐於市場現象，各式各樣的商業健康保險商品林立，包含一年期、定期、終身、保證續保、非保證續保、住院醫療、傷害醫療、終身手術、長期看護、癌症、重大疾病、特定傷病、失能保險、微型保險、還本型健康保險、團體健康保險、特定器官或特定部位保險與外幣健康保險等。

4. 個人健康險市場發展蓬勃，團體健康險市場發展受限：

   台灣健康險市場同時包含個人健康險與團體健康險商品；就保費金額來說，個人健康險保費呈現逐年穩定增加趨勢，團體健康保險保費金額佔率相對低。

三、個人商業健康保險商品之分類

健康保險商品可依保障期間、是否保證續保及保障內容，區分為以下商品類型：

1. 依醫療給付方式：實支實付醫療保險、日額型醫療保險或綜合型醫療保險(實支實付與日額給付擇優型)。

2. 依契約形式，可分為附約形式與主契約形式。
3. 依保障期間長短：可分為一年期、定期及終身型醫療保險。
4. 依續保條件：可分為保證續保及非保證續保醫療保險。
5. 依商品保障內容：可分為住院醫療保險、傷害醫療保險、特定傷病保險、重大疾病保險、癌症保險、手術費用保險、長期看護保險及失能所得保險等。
6. 依照被保險人的人數區分，可分為個人健康保險商品與團體健康保險商品。
7. 依照經營目的與主體區分，可分為商業健康保險與社會保險，諸如全民健康保險與長期照顧保險制度屬於由政府舉辦的強制性社會保險。

第二節 台灣商業健康保險市場概況

一、台灣健康保險商品與制度發展沿革[2]

1. 民國45年：勞工保險納入傷病給付。
2. 民國47年：實施公務人員保險(給付內容包含傷病給

2 參壽險公會(2010)，P.73~78；邵靄如、曾妙慧與蔡惠玲(2009)，P.24~26；柯木興(1993)，第八章

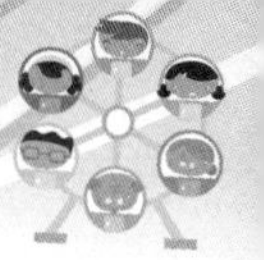

付)。

3. 民國56年：中國人壽(原華僑人壽)推出台灣第一張住院醫療保險附約。
4. 民國64年：國泰人壽推出台灣第一張防癌保險附約；另外政府開始試辦學生團體平安保險。
5. 民國68年：勞工保險條例之給付項目區分出普通事故與職業傷病保險給付。
6. 民國74年：政府開辦農民健康保險。
7. 民國84年：實施全民健康保險。
8. 民國85年：壽險公司陸續推出終身醫療保險商品。
9. 民國97年：產險業開放經營健康險市場。
10. 民國104年：壽險業開放經營外幣健康險市場。
11. 民國90~104年：多元化健康險商品競逐於市場：包含一年期、定期、終身、保證續保、非保證續保、住院醫療、傷害醫療、終身手術、長期看護、癌症、重大疾病、特定傷病、失能保險、還本型健康保險、特定器官或特定部位保險與外幣健康保險。
12. 民國104年5月立法院三讀通過長期照顧服務法。
13. 民國104年6月行政院院會通過長期照顧保險法草案。
14. 民國104年7月開放實物給付型健康保險商品，可採取健康管理、醫療、護理、長期照顧等相關實物給付。

二、台灣壽險業商業健康險保費分佈概況

就103年度壽險業健康險保費數據，可歸納要點如下：

1. 個人健康險總保費佔率達97%、個人健康險初年度保費佔率達82%，可觀察到壽險業已累積了大量的健康險有效契約、並進而使得每年健康險續年度保費持續增加。
2. 團體健康險為一年期的團體保險，保費規模約90億，相對於個人健康險，初年度保費佔率約18%。
3. 個人健康險初年度保費來源之主要通路為壽險業務員通路(83%)、其次為一般經代通路(15%)，銀行通路佔率低(1.5%)，可見壽險業務員通路是個人健康險的主要銷售通路。
4. 個人健康險初年度保費規模較大的公司列舉如下：國泰人壽、南山人壽、新光人壽、富邦人壽等，合計四家壽險公司之市場佔有率將近六成。

表1.1 103年台灣壽險業健康險保費分佈概況

單位：百萬元

來源別/商品別	個人健康險	團體健康險	小計	個人險佔率
初年度保費	27,883	6,241	34,125	82%
續年度保費	270,028	2,956	272,984	99%
總保費	297,911	9,197	307,108	97%

基礎資料來源：保險事業發展中心，壽險業保費統計

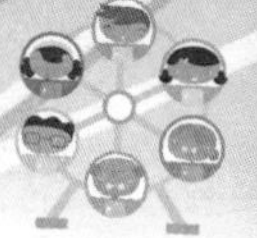

表1.2 103年個人健康險初年度保費分佈概況(銷售通路別)

單位：百萬元

公司別/通路別	壽險業務員	銀行保經代	一般經代與其他	小計	市佔率
國泰	4,911	44	114	5,069	18.2%
富邦	2,890	77	167	3,134	11.2%
新光	3,338	20	1,374	3,495	12.5%
南山	4,556	18	0	4,573	16.4%
其他	7,507	251	3,854	11,612	41.6%
合計	23,201	410	4,272	27,883	100.0%
佔率	**83.2%**	1.5%	15.3%	100.0%	——

基礎資料來源：保險事業發展中心，壽險業保費統計

三、台灣產險業商業健康險保費分佈概況

台灣產險業自97年度開放經營健康保險業務後，健康險總保費逐年皆呈現遞增趨勢，103年度總保費已攀升達14.3億元，也為台灣產險市場帶來新的商機。台灣產險業者推動的健康保險商品，也包含個人健康險與團體健康險商品。另外，調研後發現許多產險公司透過汽機車保險、個人或企業財產與責任保險商品附加傷害險與健康險商品形式推動傷害險與健康險商品。

表1.3 台灣產險業商業健康險總保費概況

單位：百萬元

年度	總保費收入
97	33
98	139
99	860
100	1,069

年度	總保費收入
101	1,229
102	1,322
103	1,431

基礎資料來源：保險事業發展中心

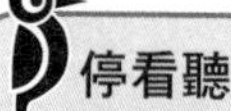

停看聽：

104年前三季台灣壽險業與產險業健康保險保費概況

- 壽險業健康險初年度保費收入約245億。
- 產險業健康險總保費收入約10.4億。

第三節　健康保險商品重要特質概要

一、實支實付型住院醫療保險

針對自行負擔之醫療費用及全民健康保險不給付之範圍提供醫療費用補償；給付項目包含每日病房費、手術費用與住院醫療費用等。實支實付型住院醫療保險可作為自付醫療費用補償，壽險公司推出的實支實付型住院醫療保險多屬於一年期保證續保商品，通常可保證續保到70~80歲。由於年輕時期保費便宜，因此可作為年輕期間額外醫療費用補償。另外全民健保實施診斷關聯群制度與部分負擔制度後，實支實付型住院醫療保險的醫療費用缺口補償功能更形關鍵。

二、日額型住院醫療保險

台灣的日額住院醫療保險可分為一年期、定期或終身住院醫療保險。另外許多的住院醫療保險也納入重大疾

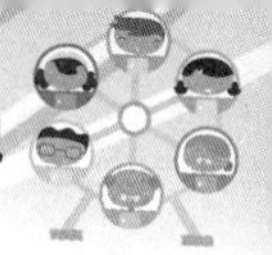

病、特定傷病、癌症、失能與壽險身故給付內容，以滿足保戶多元化醫療保障需求。其次住院醫療保險也可規劃為一年期綜合型住院醫療保險，由保戶自行就實支實付或日額給付二者擇優申請理賠，十分便民。就保障功能來說，日額型住院醫療保險具有日額型給付功能，可以補償民眾病房費差額與補償住院期間的收入損失。依照現行規範，壽險業者推出之終身醫療(健康)保險，只可推出有給付上限之帳戶型終身醫療保險，抑或推出具有保費調整機制的終身醫療保險；實務上絕大部份業者推出的終身醫療保險屬於有上限的終身醫療保險。

三、傷害醫療保險(實支實付)

針對意外傷害事故所導致的門診、住院或手術醫療費用，提供被保險人實支實付的補償；給付項目包含每日病房費、門診費用、手術費用與住院醫療費用等。壽險公司推出的實支實付型意外醫療保險屬於一年期商品，通常可續保到70~80歲。由於保費便宜而且包含意外門診理賠，因此建議納入醫療保障範圍。

四、傷害住院醫療保險(日額型、綜合型)

針對意外傷害事故，提供日額住院津貼與骨折未住院日額津貼給付。壽險公司推出的傷害住院醫療保險屬於一年期商品，通常可續保到70~80歲。傷害住院醫療保險也可規劃為綜合型傷害住院醫療保險，由保戶自行就實支實付或日額給付二者擇優申請理賠，十分便民。就商品功能來說，傷害住院醫療保險可以針對意外事故額外補償民眾病房費差額或補償住院期間的收入損失。此外，萬一被保險人發生骨折意外但卻未住院就醫，同樣能夠依骨折嚴重程度依比例獲得理賠。

五、防癌健康保險

針對癌症治療設計的醫療保險商品，給付項目通常包含癌症住院醫療日額、癌症出院療養保險金、癌症手術保險金、癌症身故保險金、初次罹患癌症保險金、化學治療或放射線治療及其他癌症相關治療保險金等給付。

六、重大疾病保險

當罹患重大疾病時，保險公司可立即給付重大疾病保險金，提供被保險人醫療費用與生活費用之補償。重大疾病項目包含急性心肌梗塞、末期腎病變、腦中風後殘障、癌症、癱瘓、重大器官移植或造血幹細胞移植與冠狀動脈繞道手術等七項。壽險公司推出的重大疾病保險商品可以是主約或附約型態，也可以為終身或定期型態，可以設計成人壽保險商品或健康保險商品。

七、終身手術保險

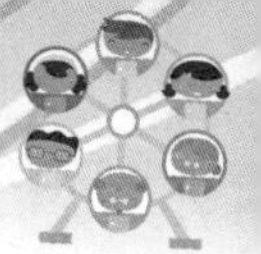

當被保險人因疾病或意外而施行門診手術、住院手術或重大手術治療時，可以獲得手術相關的保險理賠給付。手術保險給付金額可設計成依照投保日額之固定倍數給付，也可以依照施行手術的部位與嚴重程度，依比例或倍數方式計算應給付金額。

八、長期照顧保險或長期看護保險[3]

經醫師診斷判定符合長期照顧狀態時，壽險公司依約定金額給付長期照顧保險金之保險商品。長期照顧狀態通常是指判定符合下列二種情形之一者：

1. 生理功能障礙：進食、移位、如廁、沐浴、平地移動與更衣障礙等六項日常生活自理能力持續存在三項以上(含)之障礙：

   (1)進食障礙：須別人協助才能取用食物或穿脫進食輔具。

   (2)移位障礙：須別人協助才能由床移位至椅子或輪椅。

   (3)如廁障礙：如廁過程須別人協助才能保持平衡、整理衣物或使用衛生紙。

   (4)沐浴障礙：須別人協助才能完成盆浴或淋浴。

---

3 參壽險公會(2010)，人身保險業務員資格測驗統一教材第三章與長期照顧保險單示範條款條文與壽險公司長期看護保單條款。

(5)平地移動障礙：雖經別人扶持或使用輔具亦無法行動，且須別人協助才能操作輪椅或電動輪椅。

(6)更衣障礙：須別人完全協助才能完成穿脫衣褲鞋襪。

2. 認知功能障礙：被診斷確定為失智狀態並有分辨上的障礙，在意識清醒的情況下有分辨上之障礙，判定有下列3項分辨障礙中之2項(含)以上者：

(1)時間的分辨障礙：經常無法分辨季節、月份、早晚時間等。

(2)場所的分辨障礙：經常無法分辨自己的住居所或現在所在之場所。

(3)人物的分辨障礙：經常無法分辨日常親近的家人或平常在一起的人。

另外，考量是否符合長期照顧狀態偶有認定疑義，且符合長期照顧狀態需要符合較嚴重的病況，例如：切除單一器官或罹患特定傷病可能不符合長期看護狀態。因此許多保險業者推出類似長期看護保障功能的特定傷病保險商品，例如：針對被保險人罹患特定傷病或重大殘廢時，定期給付醫療扶助或生活扶助保險金。

九、失能所得保險

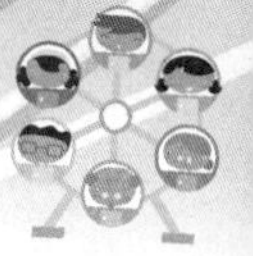

當被保險人因為疾病或意外事故而完全失能或部分失能時，依契約提供被保險人或受益人定期失能給付，以彌補被保險人所得收入之損失。[4] 台灣早期由於失能所得保險之業績有限，因此壽險業者多推出豁免保費型態的失能保險；當被保險人發生重大殘廢或特定傷病等事故時，被保險人或要保人不需要再支付後續的保險費，保險契約持續有效。另外，台灣部分業者針對被保險人罹患特定傷病或

4 讀者可參考美國失能所得保險之要點如下：

(1) 失能之定義：被保險人因遭受疾病或意外事故，經醫師診療後症狀無法改善，且失去工作能力，無法獲得原有薪資收入。

(2) 被保險人投保失能保險時，需有全日專職工作而且為僱傭關係的工作。

(3) 失能保險都有免責期間(等待期間):通常失能所得保險會約定3~6月的免責期間，在免責期間內，壽險公司不給付被保險人或受益人任何失能給付。免責期間實為自負額概念，可以排除一些短期失能事故或非失能之一般疾病意外事故。

(4) 累計保險金額限制：被保險人累計保險金額不得高於投保前12個平均薪資的七成。薪資計算基礎原則上依照經常性工資概念計算，佣金獎金可減半納入計算。

(5) 完全失能或推定失能條款 (presumptive disability clause)：若被保險人符合契約要求的視力聽力重度障礙或殘廢情況(雙眼失明、雙手殘廢、雙腳殘廢等)，則契約推定被保險人符合完全失能狀態。

(6) 部分失能或殘餘失能給付 (residual benefit)：被保險人雖然無法勝任原來職務，但仍可從事其他工作，但是薪資較低，因此有賴部分失能或殘餘失能保險給付的經濟補償；其給付公式為：部分失能給付金額 =(減少的收入 / 原來的收入)x 每月全部失能給付金額。(參壽險管理學會 (2011)；邵靄如等 (2009)； Kenneth Black, JR., Harold Skipper(1994)

重大殘廢時，定期給付生活扶助保險金，也類似於國外的失能所得保險之保障概念。

十、微型保險

微型保險為針對經濟弱勢被保險人所提供之專屬基本保障商品。由於微型保險之保障內容為一年期定期壽險、一年期傷害險或實支實付傷害醫療險，而且保險金額低，因此保費也相當低廉。經濟弱勢被保險人包含年收入偏低[5]、原住民、漁民、身心障礙者與農民健康保險被保險人等族群。通常微型保險商品具有以下特質：

1. 商品僅提供經濟弱勢被保險人「基本」的保障，例如：50萬元身故保障，3萬元之實支實付傷害醫療保障。
2. 商品以一年期傳統型定期人壽保險、一年期傷害保險或一年期實支實付傷害醫療險為主。
3. 商品設計簡單，僅承保單一保險事故。
4. 商品內容不含有生存或滿期給付之設計。

十一、團體健康保險

團體健康保險承保對象為員工數或成員數超過5人的公

5 依照 103 年人身保險業辦理優體壽險業務應注意事項，全年個人所得低於 35 萬或夫妻二人所得低於 70 萬符合低收入之標準。

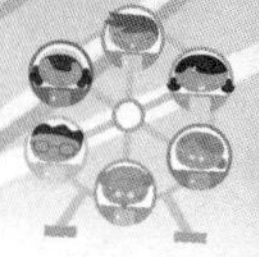

司、組織或機構。團體健康保險以一張保單，承保一個團體所有成員。團體健康保險依據整個團體的性別與年齡等因素評估費率，未來並採取經驗費率方式，定期調整保費水準。如果過去年度理賠經驗不佳，將影響未來該團體適用的保險費率；反之，如果過去年度理賠經驗良好，則保險公司將透過經驗退費方式，返還部分保費並調降未來適用的保險費率。

另外受限於企業預算與團體需求，台灣的團體健康保險以一年期健康保險為主軸，普遍無長年期健康險之設計、也無儲蓄還本健康險商品的設計。通常團體健康保險包含以下各式各樣的健康保險商品：

1. 團體住院醫療保險
2. 團體意外醫療保險
3. 團體癌症保險
4. 團體重大疾病保險
5. 團體職業災害保險

團體保險的保費繳納多採取薪資扣繳方式，公司付費之團體保險保費由公司負擔、並以員工為被保險人及員工本人或家屬為受益人。公司付費團體保險之給付除可抵充雇主責任外，更可增進員工福利。另外，員工自費投保的團體保險，可由員工依個人或家庭保障需求，自由選擇是否投保以及投保方案別，並多透過每月員工或會員薪資扣繳保費方式繳費。

十二、其他健康保險商品

例如還本癌症險、還本醫療保險、特定傷病保險、外幣健康保險等。

十三、實物給付型保險商品[6]

實物給付型保險商品，指保險契約中約定保險事故發生時，保險公司透過提供約定之物品或服務以履行保險給付責任。實物給付型商品得採取實物給付與現金給付混合之方式設計。實物給付之受益人以被保險人本人為限，但以被保險人身故作為給付條件者，不在此限。實物給付應與所連結之保險事故有關，並可提供醫療服務、護理服務、長期照顧服務、健康管理服務、老年安養服務、殯葬服務，及為執行前述各項服務所需之物品。[7]

表1.4 商業健康保險商品特質摘要

商品類型	商品特質要點
一年期住院醫療保險(實支實付)	●提供疾病或意外住院之醫療費用補償 ●保證續保年齡受限，例如：75歲 ●由於年輕時期保費便宜，可作為年輕期間額外醫療費用補償

6 依據人身保險商品審查應注意事項條文 173-1~173-7

7 實物給付型保險商品，應由保險公司自行或與異業廠商合作提供約定之物品或服務。

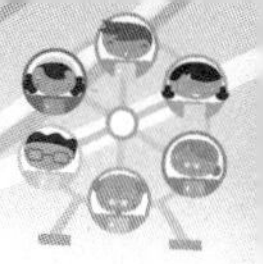

商品類型	商品特質要點
一年期住院醫療保險 (日額型、綜合型)	●提供住院津貼或醫療費用補償 ●保證續保年齡受限，例如：75歲 ●由於年輕時期保費便宜，可作為額外醫療費用補償或收入津貼
一年期傷害醫療保險 (實支實付)	●提供意外醫療費用補償，涵蓋意外住院與門診醫療費用補償 ●續保年齡受限，例如：75歲 ●保費低廉，可作為傷害醫療費用的額外補償
一年期傷害住院醫療保險(日額型、綜合型)	●提供意外住院日額津貼與骨折未住院日額津貼 ●續保年齡受限，例如：75歲 ●保費低廉，可作為傷害醫療費用的額外補償或收入津貼
終身住院醫療保險	●可提供終身的住院日額津貼、手術費用或醫療費用補償。 ●給付項目：住院醫療日額、出院療養、手術、加護病房或燒燙傷中心等給付；部分商品另涵蓋身故給付、重大疾病或特定傷病給付，保障可更完整。
癌症保險	●專門針對癌症治療設計的健康保險，並未涵蓋意外或一般疾病的身故、住院、治療處置或手術醫療保障 ●提供罹患癌症、癌症住院醫療、出院療養、手術治療、化療或放射線治療及癌症身故等各類給付。
重大疾病保險	●提供急性心肌梗塞、末期腎病變、腦中風後殘障、癌症、癱瘓、重大器官移植或造血幹細胞移植與冠狀動脈繞道手術等七項重大疾病之保險給付。
特定傷病保險	●除提供七項重大疾病保障外，另外針對契約約定的特定傷病，諸如：阿茲海默症、帕金森氏症等疾病，提供相關保險給付。
長期照顧保險	●經醫師診斷判定符合長期照顧狀態時，壽險公司依約定金額給付長期照顧保險金之保險商品。 ●長期看護狀態通常是指判定符合下列二種情形之一者： ■生理功能障礙：進食、移位、如廁、沐浴、平地移動與更衣障礙等六項日常生活自理能力持續存在三項以上(含)之障礙。

商品類型	商品特質要點
	■認知功能障礙：被診斷確定為失智狀態並有分辨上的障礙，在意識清醒的情況下有分辨上之障礙，判定存在時間、場所或人物分辨等3項障礙之2項(含)以上者。
失能所得保險	●當被保險人因為疾病或意外事故而完全失能或部分失能時，依契約提供被保險人或受益人定期失能給付，以彌補被保險人所得收入之損失。 ●失能之定義：被保險人因遭受疾病或意外事故，經醫師診療後症狀無法改善，因而失去工作能力，無法獲得原有薪資收入。
團體健康保險	●主要以企業員工或機構團體會員為承保對象的健康保險。團體健康保險的被保險員工人數或會員人數必須超過5人。

停看聽：

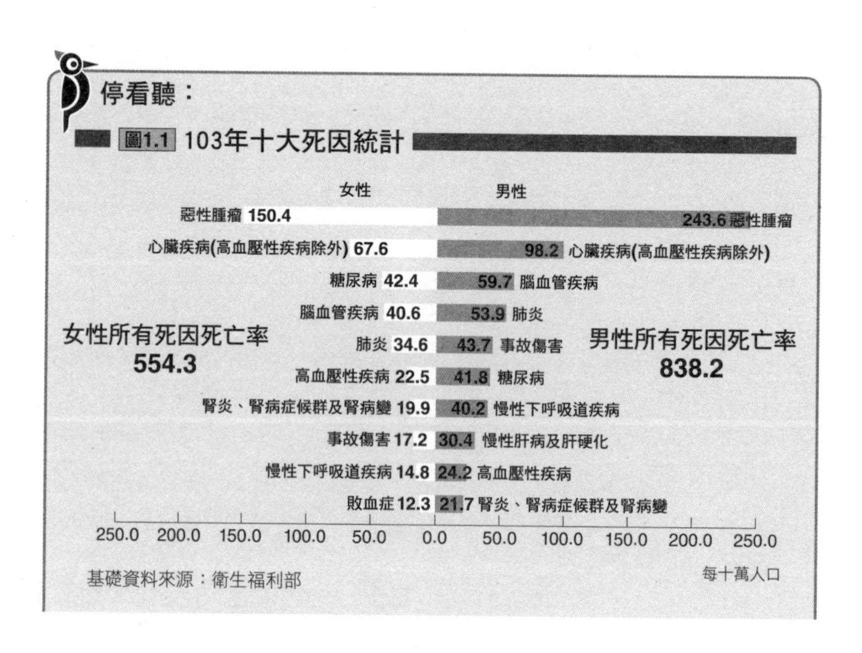

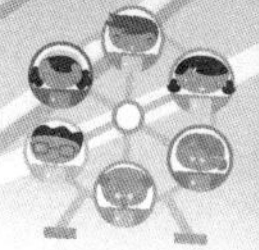

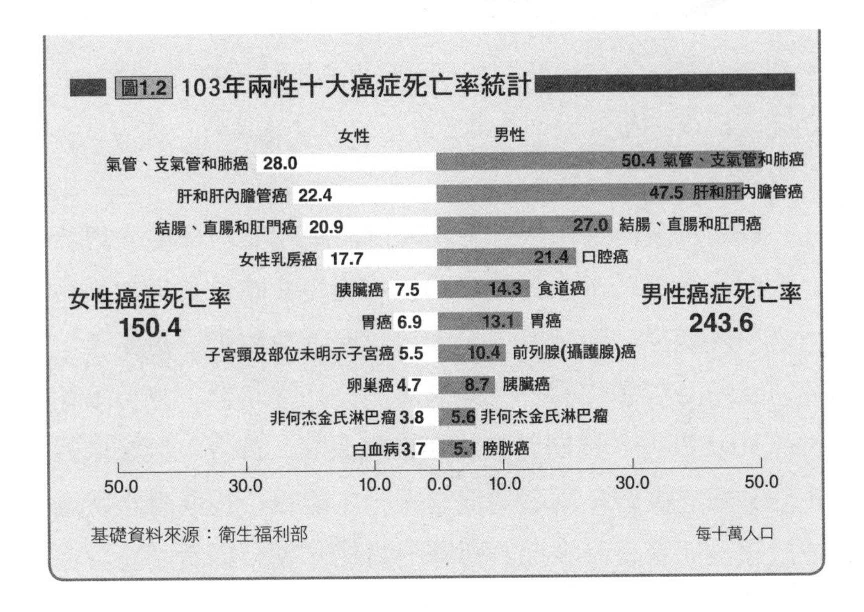

第四節　健康保險商品個案實例

一、健康保險商品個案實例(一)[8]

案例：小輝的朋友推薦他投保終身醫療保險，聽說終身醫療保險同樣可以提供老年的長期看護保障，真的嗎？

面對自己、自己父母與另一半的老年看護需求，您準備好了嗎？如果萬一因為意外、特定傷病、重大疾病或年老退化，造成需要他人看護才能維持日常生活時，長期看護費用非常驚人。例如：外籍看護工每月花費2~3.5萬元、

8　修訂自廖勇誠(2014)，和樂新聞／創價新聞

本國籍看護工，每月開銷更高達6~7.5萬元。如果安置在長期照護機構，每月也要2~4.5萬元，所以無論哪一種方式，其實看護費用都很高。

長期看護終身保險針對經醫師診斷判定被保險人符合長期看護狀態時，由壽險公司依約定金額給付長期看護給付之保險商品，通常長期看護給付是採取每年、每半年、每季或每月等領取模式，而且壽險公司通常至少會持續給付達10年以上。長期看護狀態指被保險人符合「無法自行生活」或「失智」兩者情況之一，才能符合長期看護狀態並請領長期看護保險金。列舉一個20年期長期看護終身保險商品內容如下：

保障架構	長期看護保障+身故保障
投保保額	20,000元
長期看護給付	符合長期看護狀態且持續達90天， 每季給付6萬元(最長給付15年)
一次性看護給付	符合長期看護狀態且持續達90天， 一次給付20萬元
身故給付	未發生長期看護病況時， 身故給付金額為累積所繳保費×1.05
年繳保費	29,000

最後，長期看護保險的長期看護狀態要求標準其實需要相當嚴重病況，例如：如果被保險人罹患重大疾病或切除單一器官，可能被保險人還可以自行生活，因而不符合長期看護要求。因此除了終身醫療保險與長期看護保險

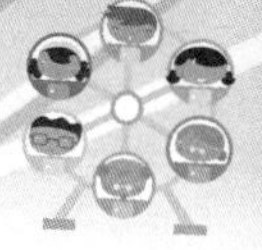

外，建議小輝可以考慮另外投保重大疾病、特定傷病與殘廢的保障商品，讓自己的保障更周全。

> 小叮嚀：
> 1.愈年輕投保，保費愈便宜！超過50歲或55歲才投保長期看護保險，保費較貴。
> 2.如果只是在家療養、在家靜養、在家生活、在家護理或養老，並不符合住院治療之要件，因此無法獲得醫療保險的理賠。

二、健康保險商品個案實例(二)

案例：小莉到底她應該為自己規劃那些保險，才可以獲得重大疾病或癌症保障呢？

市場上與癌症保障有關的終身壽險與終身健康保險可以概分以下二類：

第一類是包含壽險身故保障與癌症等特定傷病給付的終身壽險，這類壽險商品的優點就是同時享有壽險身故保障與癌症等特定傷病的保障，而且又有保單貸款或解約金等保戶權益，但缺點是罹患癌症時，只能一次領取約定金額的重大疾病保險金。

第二類是專門針對癌症治療規劃的終身健康保險，並未涵蓋意外或一般疾病的身故或住院醫療保障，只提供癌症治療與身故相關的給付。這類商品優點是可完全針對癌症疾病提供專屬的初次罹癌、住院醫療、出院療養、手術治療、化療或放射線治療及癌症身故等各類費用津貼。[9]就重大疾病終身壽險與終身癌症健康保險舉例比較如下：

商品	重大疾病終身壽險	終身癌症健康保險
投保額度	保額100萬	2單位
保障內容	●疾病或意外身故保障 ●癌症、急性心肌梗塞與腦中風後殘障等重大疾病保障等重大疾病保障	●完整癌症醫療保障 ●未涵蓋一般疾病或意外身故保障
年繳保費	3.8萬	1.7萬
保障概要	●罹患癌症等重大疾病：立即給付50萬，身故時另給付50萬。 ●未罹患癌症等重大疾病：身故時給付100萬。 ●無住院醫療相關津貼給付	●初次罹患癌症：5萬元 ●癌症住院醫療：2千元/每日 ●癌症出院療養：1千元/每日 ●放射性與化學治療：每次3千元 ●癌症手術：每次0.5~5萬元 ●癌症身故：40萬元
其他權益	擁有保單貸款、解約、墊繳保費與部分解約等權益	沒有解約金與保單貸款等權益

小叮嚀：

1. 調整飲食習慣與定期健康檢查是非常重要的，早期發現才能早期治療，並提高治癒率。
2. 以銀行轉帳繳納保費，可享**1%**保費折扣；還有愈年輕投保，保費愈便宜喔！
3. 如果缺乏壽險保障，可考慮投保重大疾病終身壽險；如果已有足夠的壽險保障，可以考慮投保終身防癌健康保險。

9 修訂自廖勇誠(2013)，和樂新聞/創價新聞，創價文教

第二章
商業健康保險契約條款要點與個案範例

- 懷孕期間投保健康保險，未來可以申請住院津貼嗎？
- 投保後馬上生病住院，住院醫療保險有賠嗎？
- 投保前就已經罹患腫瘤了，可以申請理賠嗎？
- 車禍意外住院，住院醫療險有賠嗎？
- 因胃潰瘍住院，意外醫療保險有賠嗎？
- 如果前往非健保特約診所就醫，請問實支實付醫療保險如何賠付？
- 請問車禍跌倒受傷，前往診所敷藥，傷害醫療險有賠嗎？
- 萬一跌倒受傷因而腿骨局部脆裂，請問醫療保險有賠嗎？
- 有了全民健保，還需要買商業健康保險嗎？
- 失能或需要長期照護時，政府的長照保險提供那些給付？
- 預算有限，我應該先投保哪一個健康保險？
- 預算增加時，我應該加保那些健康保險？

第一節 一年期住院健康險示範條款摘錄與說明

本節摘錄一年期住院健康險示範條款(實支實付型與日額型)並說明如後：

名詞定義

第二條

本契約所稱「疾病」係指被保險人自本契約生效日（或復效日）起所發生之疾病。

本契約所稱「傷害」係指被保險人於本契約有效期間內，遭受意外傷害事故，因而蒙受之傷害。

本契約所稱「意外傷害事故」係指非由疾病引起之外來突發事故。

本契約所稱「醫院」係指依照醫療法規定領有開業執照並設有病房收治病人之公、私立及醫療法人醫院。

●給付日間留院適用：本契約所稱「住院」係指被保險人經醫師診斷其疾病或傷害必須入住醫院，且正式辦理住院手續並確實在醫院接受診療者，包含精神衛生法第三十五條所稱之日間留院。

●不給付日間留院適用：本契約所稱「住院」係指被保險人經醫師診斷其疾病或傷害必須入住醫院，且正式辦理住院手續並確實在醫院接受診療者。但不包含全民健康保險法第五十一條所稱之日間住院及精神衛生法第三十五條所稱之日間留院。

說明：

1.醫療保險無論被保險人因疾病或意外傷害住院，皆能獲

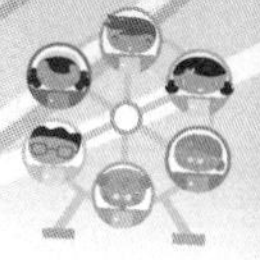

得理賠；傷害醫療保險則限制被保險人因為意外傷害就醫，才能獲得理賠。

2.壽險公司自契約生效日（或復效日）起所發生之疾病才能獲得理賠，投保前的既往症(投保前已罹患的疾病)無法獲得理賠。

3.壽險公司通常會約定30天的疾病等待期間，等待期間發生疾病，壽險公司不予理賠，等待期間之後因疾病住院，才能獲得理賠。

4.保險公司之醫療保險商品，是否給付日間留院，在條款中必須明確記載並納入保費計算。

5.補充：重大疾病或癌症等健康保險的疾病等待期最長可約定90天。

保險期間的始日與終日

第三條

本契約的保險期間，自保險單上所載期間之始日午夜十二時起至終日午夜十二時止。但契約另有約定者，從其約定。

說明：契約約定的保險期間：始日午夜十二時起至終日午夜十二時止；因此投保當天晚上十二時生效。

保險範圍

第四條

被保險人於本契約有效期間內因第二條約定之疾病或傷害住

院診療時，本公司依本契約約定給付保險金。

說明：意外住院或等待期間後的住院診療，可透過醫療保險獲得醫療費用補償或住院日額津貼。

每日病房費用保險金之給付(實支實付醫療險)

第五條

被保險人因第四條之約定而以全民健康保險之保險對象身分住院診療時，本公司按被保險人住院期間內所發生，且依全民健康保險規定其保險對象應自行負擔及不屬全民健康保險給付範圍之下列各項費用核付。

一、超等住院之病房費差額。

二、管灌飲食以外之膳食費。

三、特別護士以外之護理費。

說明：以全民健保身分就醫，每日病房費用部分需要自行負擔病房費差額、膳食費與看護費用等項目，透過投保實支實付醫療保險，可以獲得病房費用的補償。

住院醫療費用保險金之給付(實支實付醫療險)

第六條

被保險人因第四條之約定而以全民健康保險之保險對象身分住院診療時，本公司按被保險人住院期間內所發生，且依全民健康保險規定其保險對象應自行負擔及不屬全民健康保險給付範圍之下列各項費用核付。

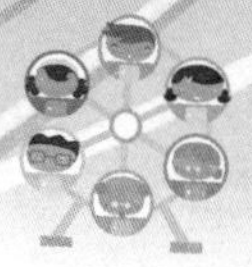

一、醫師指示用藥。

二、血液（非緊急傷病必要之輸血）。

三、掛號費及證明文件。

四、來往醫院之救護車費。

五、超過全民健康保險給付之住院醫療費用。

●給付日間留院適用：被保險人因第四條之約定而以全民健康保險之保險對象身分日間留院診療時，本公司按其實際日間留院費用金額給付，但被保險人於投保時已投保其他商業實支實付型醫療保險而未通知本公司者，本公司改以日額方式給付，且同一保單年度最高給付日數以〇〇日為限。

說明：以全民健保身分就醫，除了病房費用外，還需要自行負擔醫師指示用藥、輸血、掛號費、證明文件費、救護車費與部分負擔等項目，投保實支實付醫療保險後，可以透過醫療保險獲得醫療費用補償。

第八條

醫療費用未經全民健康保險給付者之處理方式

第五條至第七條之給付，於被保險人不以全民健康保險之保險對象身分住院診療；或前往不具有全民健康保險之醫院住院診療者，致各項醫療費用未經全民健康保險給付，本公司依被保險人實際支付之各項費用之〇〇％（不得低於65％）給付，惟仍以各項保險金條款約定之限額為限。

說明：非以全民健保身分就醫或前往非全民健保特約醫院

就醫，壽險公司仍須理賠；但依被保險人實際支付費用之65%給付(最低標準)，惟仍以約定之各項限額為限。

保險金給付之限制

第十條

被保險人已獲得全民健康保險給付的部分，本公司不予給付保險金。

說明：

1.為了避免保險重複理賠的浪費以及被保險人因為就醫而獲利，已由全民健保給付之費用，實支實付醫療保險不再重複給付。

2.投保日額型醫療保險，保戶仍可依照住院日數申領住院日額保險金，並無重複給付問題。壽險公司對於同一被保險人訂定醫療保險累計通算日額限制，避免同一被保險人累積投保住院日額過高，因而誘發道德危險。

住院日額保險金之給付(日額型醫療險)

第五條

被保險人因第四條之約定而住院診療時，本公司按其實際住院日數依本契約約定之每日給付金額給付保險金。

被保險人同一保單年度同一次住院最高日數以〇〇日為限。

●給付日間留院適用：被保險人因第四條之約定而以日間留院診療時，本公司按其實際日間留院日數，每日依住院日額保險金之

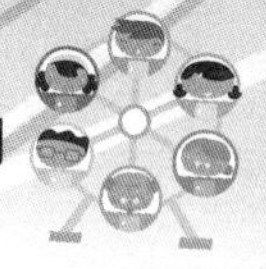

○○%給付，且同一保單年度最高給付日數以○○日為限，不適用第二項之約定。

說明：

1.日額型醫療險依照前後住院日數支付住院日額保險金。

2.壽險公司日額醫療險通常就同一次住院，訂立最高給付日數，例如：90~365天。

3.若有給付日間留院，仍須訂定給付限制，以降低道德危險。給付限制包含日額保險金打折給付與另訂同一年度最高給付日數限制。

除外責任

第十一條

被保險人因下列原因所致之疾病或傷害而住院診療者，本公司不負給付各項保險金的責任。

一、被保險人之故意行為（包括自殺及自殺未逐）。

二、被保險人之犯罪行為。

三、被保險人非法施用防制毒品相關法令所稱之毒品。

被保險人因下列事故而住院診療者，本公司不負給付各項保險金的責任。

一、美容手術、外科整型。但為重建其基本功能所作之必要整型，不在此限。

二、外觀可見之天生畸形。

三、非因當次住院事故治療之目的所進行之牙科手術。

四、裝設義齒、義肢、義眼、眼鏡、助聽器或其它附屬品。但因遭受意外傷害事故所致者，不在此限，且其裝設以一次為限。

五、健康檢查、療養、靜養、戒毒、戒酒、護理或養老之非以直接診治病人為目的者。

六、懷孕、流產或分娩及其併發症。但下列情形不在此限：懷孕相關疾病、因醫療行為所必要之流產、醫療行為必要之剖腹產……等。

說明：

1.故意行為、犯罪行為與故意自殺一律不賠。

2.美容手術、外科整型與正常懷孕之費用，醫療保險不賠。

3.健康檢查、療養、靜養、戒毒、戒酒、護理或養老等非以直接診治病人為目的之機構或組織之住院，醫療保險不賠。

契約有效期間

第十二條

保證續保適用：

本契約保險期間為一年，保險期間屆滿時，要保人得交付續保保險費，以逐年使本契約繼續有效，本公司不得拒絕續保。

本契約續保時，按續保生效當時依規定陳報主管機關之費率及被保險人年齡重新計算保險費，但不得針對個別被保險人身體

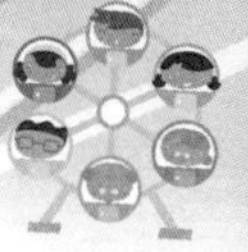

狀況調整之。

非保證續保適用：

本契約保險期間為一年且不保證續保。保險期間屆滿時，經本公司同意續保後，要保人得交付保險費，以使本契約繼續有效。

本契約續保時，按續保生效當時依規定陳報主管機關之費率及被保險人年齡重新計算保險費。

說明：

1.壽險公司的一年期住院醫療險皆明訂保證續保，因此壽險公司不得因為被保險人體況差或罹患重大疾病而拒絕保戶的續保；也不可以因為被保險人體況差或罹患重大疾病而針對該保戶加費承保，只能依照費率表核定保費。

2.產險公司經營的醫療保險為短年期非保證續保；公司決定續保條件時，應依續保當時對一般新契約被保險人之核保規範公平處理。然而產險公司仍可因為被保險人體況差或罹患重大疾病而拒絕保戶的續保；但不可以因為個別被保險人體況差或罹患重大疾病而針對該保戶加費承保，只能依照費率表核定保費。

契約的終止

第十四條

要保人得隨時終止本契約。

前項契約之終止，自本公司收到要保人書面通知時，開始生效。

要保人依第一項約定終止本契約時，本公司應從當期已繳保險費扣除按短期費率計算已經過期間之保險費後，將其未滿期保險費退還要保人。

說明：要保人可以隨時終止契約，終止後的已繳(未到期)保險費，按照短期費率表退還保費。

受益人

第十七條

本契約各項保險金之受益人為被保險人本人，本公司不受理其指定及變更。

被保險人身故時，如本契約保險金尚未給付或未完全給付，則以被保險人之法定繼承人為該部分保險金之受益人。

前項法定繼承人之順序及應得保險金之比例適用民法繼承編相關規定。

說明：

1.醫療保險金的受益人限制為被保險人本人。

2.被保險人身故時，以被保險人之法定繼承人為該保險金之受益人。

第二節 傷害醫療保險給付附加條款摘錄與說明

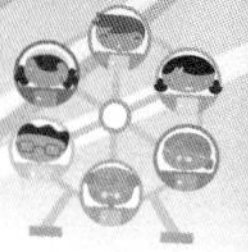

一、傷害醫療保險金的給付（實支實付型）

被保險人於本契約有效期間內遭受約定的意外傷害事故，自意外傷害事故發生之日起一百八十日以內，經登記合格的醫院或診所治療者，本公司就其實際醫療費用，超過全民健康保險給付部分，給付傷害醫療保險金。但超過一百八十日繼續治療者，受益人若能證明被保險人之治療與該意外傷害事故具有因果關係者，不在此限。

前項同一次傷害的給付總額不得超過保險單所記載的「每次實支實付傷害醫療保險金限額」。

說明：

1.需為合格醫院或診所，而且就超過全民健保給付部分理賠；給付項目包含傷害門診醫療費用、住院醫療或手術費用、部分負擔費用或全民健保不給付項目等。

2.壽險公司的實支實付醫療險契約約定，非以全民健保身分就醫，給付金額將依照醫療費用金額打折後計算，例如：65折~75折；抑或約定依照住院日數採日額給付。

二、傷害醫療保險金的給付（日額型）

被保險人於本契約有效期間內遭受約定的意外傷害事故，自意外傷害事故發生之日起一百八十日以內，經登記合格的醫院治療者，本公司就其住院日數，給付保險單所記載的「傷害醫療保險金日額」。但超過一百八十日繼續治療者，受益人若能證明被保險人之治療與該意外傷害事故具有因果關係者，不在此限。

前項每次傷害給付日數不得超過九十日。

被保險人因第一項傷害蒙受骨折未住院治療者，或已住院但未達下列骨折別所定日數表，其未住院部分本公司按下列骨折別所定日數乘「傷害醫療保險金日額」的二分之一給付。合計給付日數以按骨折別所訂日數為上限。

前項所稱骨折是指骨骼完全折斷而言。如係不完全骨折，按完全骨折日數二分之一給付；如係骨骼龜裂者按完全骨折日數四分之一給付，如同時蒙受下列二項以上骨折時，僅給付一項較高等級的醫療保險金。

表2.1 傷害醫療保險金(日額型)之骨折未住院給付日數表

骨折部分	完全骨折日數
1 鼻骨、眶骨〈含顴骨〉	14天
2 掌骨、指骨	14天
3 蹠骨、趾骨	14天
4 下顎（齒槽醫療除外）	20天
5 肋骨	20天
6 鎖骨	28天
7 橈骨或尺骨	28天
8 膝蓋骨	28天
9 肩胛骨	34天
10 椎骨（包括胸椎、腰椎及尾骨）	40天
11 骨盤（包括腸骨、恥骨、坐骨、薦骨）	40天
12 頭蓋骨	50天

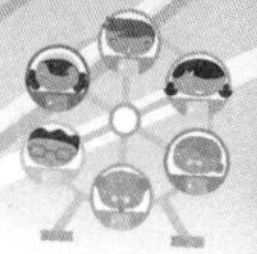

商品類型	商品特質要點
13 臂骨	40天
14 橈骨與尺骨	40天
15 腕骨（一手或雙手）	40天
16 脛骨或腓骨	40天
17 踝骨（一足或雙足）	40天
18 股骨	50天
19 脛骨及腓骨	50天
20 大腿骨頸	60天

說明：

1. 傷害醫療保險通常需附加於傷害保險附約或主約下。
2. 傷害醫療實支實付險：針對意外住院與門診費用，保戶皆可憑正本醫療費用單據申請理賠。
3. 日額型意外住院醫療保險：僅針對意外住院事故給付住院日額保險。另針對發生骨折之意外事故，無論完全骨折、不完全骨折或部分龜裂等意外骨折，被保險人雖然未辦理住院而無法獲得意外住院日額理賠，但仍可依照骨折部位與嚴重性申請骨折未住院日額保險金。

第三節 終身健康保險商品條款摘錄與說明

考量終身健康保險商品為壽險業的主力商品，因此本節摘錄壽險公司終身住院醫療保險商品之部分條款並提出摘要說明，以利讀者們能更進一步了解終身醫療保險商品給付項目。分項列述如下：

一、出院療養保險金

被保險人於契約有效期間內因疾病或傷害，而於醫院住院後出院者，除住院醫療保險金外，本公司另按保險單上所記載之「住院醫療保險金日額」的百分之五十乘以住院日數，給付「出院療養保險金」。

說明：

除了住院醫療保險金外，另外依照實際住院日數，額外給付出院療養保險金。因此如果投保終身醫療保險住院日額為1千元，加計出院療養保險金後，住院1天可領取1,500元的住院保險金。

二、加護病房、燒燙傷病房保險金

被保險人於契約有效期間內因疾病或傷害，而於醫院之加護病房或燒燙傷病房接受治療者，除住院醫療保險金外，本公司另按保險單上所記載之「住院醫療保險金日額」的二倍乘以實際住進加護病房或燒燙傷病房的日數（含轉入及轉出當日），給付「加護病房、燒燙傷病房保險金」。

說明：

考量加護病房或燒燙傷病房費用較高且病況較嚴重，因此

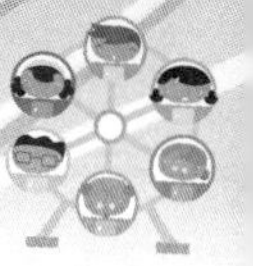

許多終身醫療保險除了住院醫療保險金外，另外提供加護病房、燒燙傷病房保險金。因此被保險人因疾病或意外住進加護病房或燒燙傷病房期間，可以額外領取加護病房、燒燙傷病房保險金。舉例來說，如果投保住院日額為1千元，那麼住進加護病房或燒燙傷病房期間，加計出院療養保險金與加護病房、燒燙傷病房保險金後，住院1天可領取3,500元的住院保險金。

三、住院前後門診保險金

被保險人於契約有效期間內因疾病或傷害，經醫院診斷而後住院治療者，被保險人於同一次住院之住院前二週內及出院後二週內（住院及出院當日亦計入），因治療同一事故為直接目的而於醫院接受門診治療者，本公司按保險單上所記載之「住院醫療保險金日額」的百分之二十五乘以門診日數（不論被保險人同一日之門診次數為一次或多次，均以一日計），給付「住院前後門診保險金」。

說明：

針對住院前後一定期間內之門診，許多終身醫療保險也提供給付。另外也有許多終身醫療保險直接針對保險期間內之門診醫療提供給付，未限制在住院前後一定期間內門診才提供理賠，投保前請仔細審閱與確認。舉例來說，如果投保住院日額為1千元，出院後二周內前往門診3次，可以申領門診保險金750元。

四、住院手術醫療保險金

被保險人於契約有效期間內因疾病或傷害，經醫師診斷在住院期間必須接受手術治療且已接受手術者，本公司按保險單上所記載之「住院醫療保險金日額」的五倍，給付「住院手術醫療保險金」。

被保險人於同一次手術中，於同一手術位置接受二項以上手術項目時，僅給付一次「住院手術醫療保險金」。

說明：

針對住院期間需要手術治療之給付金額，實務上可區分成日額給付形式或手術倍數表方式；日額給付方式不區分手術嚴重程度，均給予相同金額的手術保險金，例如本條款約定被保險人接受住院手術時，給付五倍的住院日額。因此如果保戶投保住院醫療日額為1千元，若當次住院有接受住院手術，可再領取5千元的住院手術保險金。

另外許多保險公司依據手術倍數表方式提供手術保險金，而手術倍數表依照手術嚴重程度給予不同的手術給付倍數。舉例而言，接受較嚴重的手術時，可獲得的住院手術保險金可能為3萬元，但接受微創手術時，僅可獲得住院手術保險金1千元。

五、門診手術醫療保險金

被保險人於契約有效期間內因疾病或傷害，經醫師診斷必須接受門診手術治療且已接受手術者，本公司按保險單上所記載之

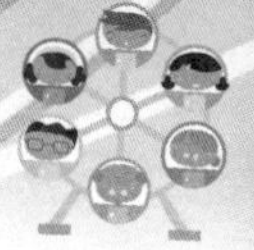

「住院醫療保險金日額」，給付「門診手術醫療保險金」。

被保險人於同一次手術中，於同一手術位置接受二項以上手術項目時，僅給付一次「門診手術醫療保險金」。

說明：

隨著醫療科技的進步與因應診斷關聯群制度(DRGs)實施，許多小手術已透過門診手術治療，也讓門診手術的重要性提高。就本條款來說，如果保戶投保住院醫療日額為1千元，若當次接受門診手術，則當次可以領取門診手術保險金1千元。

六、無理賠紀錄增值保險金

被保險人於契約有效期間內，若於本次入院(或門診手術)日之前，在過去三年內未曾申請過前述各項保險金之一者，本公司除依照契約給付各項保險金外，當次額外給付30%之「無理賠紀錄增值保險金」。

說明：

為增加商品特色、增加差異化服務與降低逆選擇，許多健康險商品另外提供理賠加值金，例如：本條款針對過去三年內未曾申請過任一理賠的被保險人，當次申請理賠時，額外給付30%的理賠金額。另外，也有壽險公司在被保險人符合無理賠紀錄要求時，直接透過減免續年度保費方式回饋客戶，例如：減免10%之續年度保費。

七、醫療保險金給付總額之上限

於契約有效期間內，依本保險契約所給付之各項保險金，其給付總額上限為「住院醫療保險金日額」之二千五百倍。

說明：

依現行商品規範，壽險業者只可推出有給付上限或帳戶型終身醫療保險，抑或推出具有保費調整機制的終身醫療保險；實務上絕大部份業者推出的終身醫療保險屬於帳戶型終身醫療保險。就本條款為例，若保戶投保住院日額1千元，當保單累計給付總額達到上限250萬元，保單隨即終止。

八、祝壽保險金

被保險人於契約有效期間且保險年齡到達一百歲之保險單週年日仍生存時，本公司以保險單上所記載之「住院醫療保險金日額」為準，按年繳繳費方式無息計算自本契約生效日起至「繳費期間屆滿日」所應繳保險費總額的一點零五倍，扣除被保險人依本保險契約約定所申領之各項保險金累計總額後之餘額，給付「祝壽保險金」。

如被保險人依本保險契約約定所申領之各項保險金累計總額已達前項所稱應繳保險費總額一點零五倍者，本公司不再給付「祝壽保險金」。

說明：

許多終身醫療保險對於客戶年滿特定高齡時，給付祝壽保

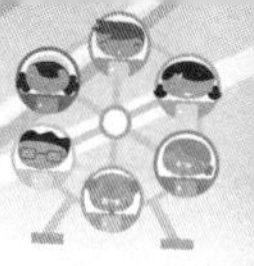

險金；而且祝壽保險金的給付金額是依照保戶所應繳保險費總額的一定倍數扣除累積已領取的各項醫療保險金後的餘額給付。所以客戶如果在契約期間累計領取的醫療保險金金額低，就能夠在達到特定年齡時領取祝壽保險金。例如客戶在100歲時總共繳了30萬的保險費，而且都從未申請過任何醫療理賠，那麼他100歲時，可以獲得祝壽保險金，金額為315,000元。

小叮嚀：

手術 vs. 治療處置

- 何謂手術？手術的要件包含麻醉、切開與縫合等動作，而且需要符合中央健保署的疾病分類認定標準，民眾可前往健保署網站查詢醫療服務給付項目及支付標準。例如：體外震波碎石術與腹腔穿刺術屬於治療處置，不屬於手術；傳統開腹手術或腹腔鏡切除手術就屬於手術。
- 原則上治療處置不屬於手術，因此手術保險金通常不理賠治療處置，但實務上為減少糾紛與爭議，許多保險公司針對個案採取通融理賠方式處理。

停看聽：

通常會理賠：○；通常不理賠：×

事故別/商品別	住院醫療保險（實支實付或綜合型或終身醫療保險）	意外醫療保險	癌症保險、特定傷病保險或長期看護保險
車禍門診敷藥(未住院未手術)	×	○	×
車禍門診手術	○	○	×
因車禍住院	○	○	×
肺炎住院	○	×	×
癌症住院津貼	○	×	○(癌症保險)
罹患重度癌症給付	×	×	○(癌症保險與特定傷病保險)
心臟瓣膜手術住院	○	×	○(特定傷病保險)
器質性癡呆或無法生活自理	×	×	○(長期看護保險)

註：各公司商品內容皆有差異性，理賠與否應依各契約條款而定。

停看聽：

重大疾病保險之疾病定義：

不符合重大疾病定義，通常就無法獲得理賠，因此要保人或被保險人應該在投保前，多留意保單條款之疾病或意外定義、給付項目與不保項目，以進一步了解所購買的健康保險之承保範圍。以重大疾病之定義為例，列舉壽險公司條款中所述的部分重大疾病之疾病定義，供讀者參考：

(一)末期腎病變：指腎臟因慢性及不可復原的衰竭，已經開始接受長期且規則之透析治療者。

(二)癌症（重度）：指組織細胞有惡性細胞不斷生長、擴張及對組織侵害的特性之惡性腫瘤或惡性白血球過多症，經病理檢驗確定符合最近採用之「國際疾病傷害及死因分類標準」版本歸屬於惡性腫瘤，且非屬下列項目之疾病：

1.慢性淋巴性白血病第一期及第二期(按Rai氏的分期系

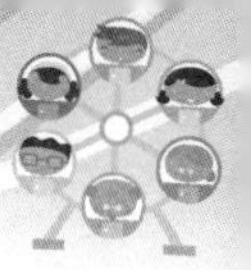

統)。
2.10公分（含）以下之第一期何杰金氏病。
3.第一期前列腺癌。
4.第一期膀胱乳頭狀癌。
5.甲狀腺微乳頭狀癌(微乳頭狀癌是指在甲狀腺內1公分(含)以下之乳頭狀癌)。
6.邊緣性卵巢癌。
7.第一期黑色素瘤。
8.第一期乳癌。
9.第一期子宮頸癌。
10.第一期大腸直腸癌。
11.原位癌或零期癌。
12.第一期惡性類癌。
13.第二期（含）以下且非惡性黑色素瘤之皮膚癌(包括皮膚附屬器癌及皮纖維肉瘤)。

(三)癱瘓（重度）：指兩上肢、或兩下肢、或一上肢及一下肢，各有三大關節中之兩關節（含）以上遺留下列殘障之一，且經六個月以後仍無法復原或改善者：
1.關節機能完全不能隨意識活動。
2.肌力在2分（含）以下者（肌力2分是指可做水平運動，但無法抗地心引力）。上肢三大關節包括肩、肘、腕關節，下肢三大關節包括髖、膝、踝關節。

第四節 商業健康保險個案範例

一、商業醫療保險個案範例(一)

案例：小莉投保終身防癌健康保險2單位以及終身壽險保額10萬元附加綜合醫療保險附約(日額2,000元)、意外保險附約100萬元以及綜合意外醫療保險附約(日額1,000元)。

(一)104年8月2日發生車禍，住院5日，可獲得理賠

=3,000×5=15,000元

1.綜合醫療保險附約理賠金額=「住院醫療日額」×實際住院日數=2,000×5=10,000元

2. 綜合意外醫療保險附約=「住院醫療日額」×實際住院日數=1,000×5=5,000元

3. 終身防癌健康保險、終身壽險與意外保險附約：不理賠，需要罹患癌症、身故或殘廢才能獲得理賠。

(二)104年10月25日～10月28日住院，施行乳房良性囊腫切除手術：可獲得1.6萬理賠。

1. 綜合醫療保險附約理賠金額：

(1)「住院醫療日額」×實際住院日數=2,000×4=8,000元

(2)手術保險金=「住院醫療日額」的四十倍乘以「手術保險金表」約定之百分率(10%)=2,000×40×10%=8,000元

2. 綜合意外醫療保險附約：不予理賠，因為非屬意外。

3. 終身防癌健康保險、終身壽險與意外保險附約：不理賠，需要罹患癌症、身故或殘廢才能獲得理賠。

(三)105年3月25日～3月29日住院5日，施行乳房惡性腫瘤切除手術：可獲得18.75萬元理賠。

1. 綜合醫療保險附約理賠金額：可獲得理賠9萬元

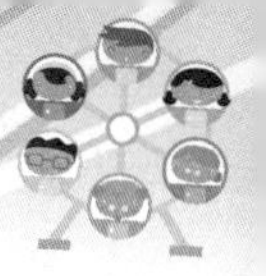

(1)「住院醫療日額」×實際住院日數 =2,000×5=10,000元

(2)手術保險金=「住院醫療日額」的四十倍乘以「手術保險金表」約定之百分率(100%) = 2,000×40×100%=80,000元

2. 終身防癌健康保險：可獲得理賠9.75萬元

(1)罹患癌症保險金=20,000元

(2)癌症住院保險金=4,000×5=20,000元

(3)癌症手術保險金=50,000元

(4)癌症出院後療養保險金=1,500×5=7,500元

3. 綜合意外醫療保險附約：不予理賠，因為非屬意外。

4. 終身壽險與意外保險附約：不理賠，需要身故或殘廢才能獲得理賠。

二、商業健康險個案範例(二)

案例：小莉住院10天，竟然自付醫療費用花費近5萬元。雖然有投保商業醫療保險，但只能領到1.5萬元！

1. 全民健保不給付的項目：

全民健保除了要民眾負擔掛號費與部分負擔外，還有許多全民健保不給付的項目，必須由民眾自己掏腰包支付，列舉如後：

項目	額外費用範例
掛號費與部分負擔費用	●醫學中心西醫門診：掛號費150元、部分負擔至少負擔360元 ●診所西醫門診：掛號費150元、部分負擔50元
病房費差額	●單人病房每日自行支付2,000~5,000元 ●雙人病房每日自行支付1,000~2,000元
膳食費	●視病人餐飲內容而定，每日約120~500元
病人交通、證明文件	●一般診斷證明書：每份約100~120元 ●勞工保險傷病證明：每份約200元
美容外科手術	●視美容項目而定
中藥調理、補藥	●視藥材或藥帖內容而定 ●通常每帖藥約100~250元
其他不給付之診療服務及藥物	●特定治療服務、器材或藥材費用，須視疾病或器材而定。 ●指定醫師、特別護士及護理人員費用

2. 善用商業健康保險彌補健保缺口

因應診斷關聯群制度實施，民眾住院天數將可能縮減，但自付醫療費用仍高，這時有賴實支實付醫療保險補足醫療費用缺口。透過實支實付醫療保險，可以讓民眾因疾病或意外就醫的醫療費用，可在限額內實報實銷理賠。

除了投保實支實付醫療保險，民眾還需要投保傷害醫療保險。因為傷害醫療保險可以提供門診醫療理賠與骨折未住院理賠，這是許多住院醫療保險無法提供的保障！另外，許多公司的住院醫療保險，規劃為一年期綜合型住院醫療保險或綜合型傷害醫療保險，保戶可以就實支實付或日額給付二者擇優申請理賠，十分

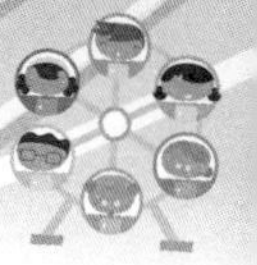

便民。

另一方面，住院醫療期間除了需要自付醫療費用以外，別忘了可能還有薪水收入的損失，這時候還是需要透過日額型住院醫療保險依照住院天數給付住院津貼，例如：住院一天給付1,000元住院津貼。

如果民眾預算足夠，建議可考量投保終身醫療保險。若預算受限，可投保一年期的日額型住院醫療保險。

為彌補健保醫療費用缺口並補償收入損失，建議小莉可考慮投保以下醫療與意外保障內容：

項　目	投保額度	內容摘要
1.住院健康險：實支實付或綜合型	12單位	●住院治療：同一事故限額12萬元以內實報實銷 ●門診手術治療：同一事故限額1.2萬元以內實報實銷 ●病房費差額：每日限額1,200元
2.傷害醫療險：綜合型	1,200元	●擇優給付：限額6萬元以內實報實銷或意外住院每日給付1,200元，二者擇優給付
3.終身健康保險	1,200元	●終身住院醫療津貼：每日1,800元 ●住院手術津貼：每次3,600元 ●門診手術津貼：每次1,200元
4.傷害保險附約(假設第一職業等級)	150萬	●意外身故保障：150萬 ●意外殘廢保障：7.5萬~150萬(依殘廢等級) ●重大燒燙傷保障

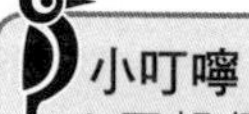

小叮嚀：

1.已投保終身壽險主約的民眾，可以選擇在既有的終身壽險保單上，付費加保一年期附約。
2.通常保戶需要投保傷害保險主約或附約，才能加保傷害醫療保險。

三、商業健康險個案範例(三)

案例：小莉的爸爸罹患肺癌，龐大的醫療看護費用讓全家經濟陷入困境。請問小莉若有閒錢，建議可為自己與先生、小孩追加投保那些醫療保險呢？

根據衛生福利部統計數據，癌症33年來持續名列十大死因之首，癌症死亡人數逐年增加，死亡人數佔率從30年前之16.9%增至103年28.3%！同時考量到癌症保險的保費隨年齡調漲幅度相對高，建議民眾列為加保商品的首要考量。尤其家人罹患癌症等重大疾病，治療費用驚人且每月看護費用高達7~8萬，因此建議民眾列為必備加保商品。

另外，除了癌症以外，如果罹患其他的重大疾病與重大手術，諸如：猛暴性肝炎與心臟瓣膜手術，將影響全家生活甚鉅，建議可考量加保特定傷病保險或終身手術保險。還有，人口老化後，民眾遭遇老年癡呆症或完全失去生活能力等長期看護狀態時，一般醫療保險通常不理賠，就有賴長期看護保險的補償了。小莉自己與家人可以追加的醫療保險商品可列舉如下：

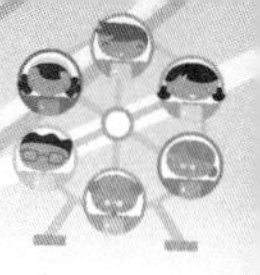

項　目	投保額度	內容摘要
1.終身癌症保險	2單位	●癌症住院日額津貼、癌症手術、放射線與化學治療津貼、罹癌給付等。 ●癌症住院津貼：每日3,600元。
2.特定傷病保險	12單位	●同時針對7項重大疾病及另外18項嚴重疾病提供津貼。 ●罹患特定傷病，每月給付12,000元，給付5年。
3.長期看護保險	12,000元	●符合長期看護狀態，可每月領取1.2萬元長期看護保險金，最多給付15年。 ●長期看護狀態包含「無法自行生活」或「器質性痴呆(失智)」狀況。
4.終身健康保險(增加日額額度)	1,200元	●終身住院醫療津貼：每日1,800元。 ●住院手術津貼：每次3,600元 ●門診手術津貼：每次1,200元
5.還本醫療保險	1,200元	●每日住院津貼1,200元。 ●第30年度仍生存：領回累積所繳保費的1.07倍。

小叮嚀：

1. 民眾因為生病住院，人壽保險、意外醫療保險、年金保險與傷害保險通常是不理賠的；只有住院醫療保險才能理賠。
2. 民眾遭遇老年癡呆症或完全失去生活能力等長期看護狀態時，一般醫療保險通常不理賠，這時候就要依賴長期看護保險的長期生活津貼渡日了！

第五節 精選考題與考題解析

壹、選擇題

1. 103年度台灣壽險業商業健康保險初年度保費約多少金額？
   (1)340億
   (2)3,050億
   (3)40億
   (4)1,050億

   解答：【1】

2. 為避免因疾病或意外傷害以致長期臥床無法生活自理時的經濟負擔，應購買何種保險商品，以分散此一風險？
   (1)定期保險
   (2)養老保險
   (3)年金保險
   (4)長期看護保險

   解答：【4】

3. 小華投保重大疾病健康保險，並以妻子與兒子為第一順

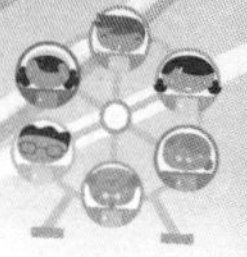

位與第二順位受益人，請問他罹患尿毒症後洗腎，重大疾病保險金應給付給誰？

(1)妻子

(2)兒子

(3)妻子兒子各半

(4)小華

解答：【4】

4. 小輝是位殘餘失能者(residual disabilty)，他目前收入為每月1000美元，原來收入為每月3000美元，假設完全失能給付為每月2000美元，請問小輝可以獲得多少殘餘失能給付保險金？

(1) 1,333

(2) 2,000

(3) 1,000

(4) 3,000

解答：【1】

5. 下列有關失能收入保險之敘述何者正確？

A：有免責期間及給付期間之規定

B：有豁免保費之規定

C：每月失能給付金額低於被保險人失能前每月所得

(1) A、B正確

(2) A、C正確

(3) B、C正確

(4) A、B、C正確

解答：【4】

6. 下列何項事故，並非長期看護保險的承保範圍與給付要求？

(1)器質性癡呆

(2)生活無法自理且無法自行如廁、自行穿脫衣物與自己就食。

(3)罹患癌症就醫住療

(4)全身癱瘓在家中居住

解答：【3】

貳、解釋名詞

1. 等待期間

參考解答：

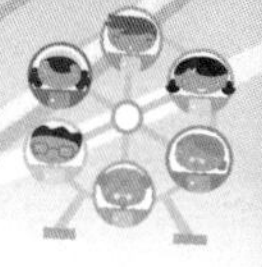

投保健康保險後，壽險公司為避免帶病投保，因此通常都會規定疾病等待期間。被保險人在等待期間內罹患疾病住院，壽險公司不須給付醫療保險給付；等待期間之後因疾病住院，才能獲得理賠。

2. 除外不保期間

參考解答：

從事高危險性活動期間，意外傷害險不賠。傷害險契約明定之高危險性活動包含從事角力、摔跤、柔道、空手道、跆拳道、馬術、拳擊、特技表演、汽車機車競賽或表演等項目。

3. 任意續保契約(Optionally Renewable)

參考解答：

指健康保險契約到期後是否續保，由保險公司決定；保險公司有權拒絕契約之續保，保險公司亦得針對個別被保險人要求提高保費。

參、問答題或簡答題

一、試依我國現行住院醫療保險單示範條款（實支實付型），說明對「住院」之定義及說明被保險人之各項醫

療費用未經全民健康保險給付者，壽險業對其醫療費用之處理方式。

參考解答：

1. 對「住院」之定義：

「住院」係指被保險人經醫師診斷其疾病或傷害必須入住醫院，且正式辦理住院手續並確實在醫院接受診療者。例如健康檢查、療養、靜養、戒毒、戒酒、護理或養老之非以直接診治病人為目的者，屬於除外不保事項。

2. 醫療費用未經全民健康保險給付之處理方式：實務上，壽險公司的實支實付醫療險契約約定，非以全民健保身分就醫，給付金額將依照醫療費用金額打折後計算，例如：65折~75折。

二、何謂終身醫療保險？其保障給付的範圍及項目為何？詳述之。

參考解答：

終身醫療保險可以說是保障期間為終身的健康保險商品。終身醫療保險針對被保險人因疾病、分娩或意外而就醫治療時，提供醫療費用補償、手術費用補償、住院日額津貼或其他醫療津貼。終身醫療保險之保障給付項目與險種可列表如下描述。

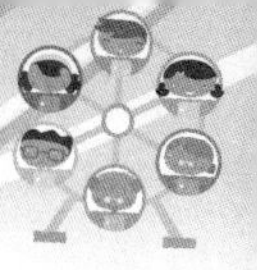

商品別	摘述
終身醫療保險	●可提供終身的住院日額津貼、手術費用或醫療費用補償。 ●給付項目：住院醫療日額、出院療養、手術、加護病房或燒燙傷中心等給付；部分商品另涵蓋身故給付、重大疾病或特定傷病給付，保障可更完整。 ●特定傷病保險給付：除了包含七項重大疾病外，另外包含契約約定的其他特定傷病。
終身癌症保險	●專門針對癌症疾病量身訂作的終身健康保險，並未涵蓋意外或一般疾病的身故或住院手術醫療保障。 ●通常提供初次罹癌、癌症住院醫療、出院療養、手術治療、化療或放射線治療及癌症身故等各類給付。

三、目前台灣的產險公司已開始可以販售意外險以及醫療險保單，你認為此現象是否會造成壽險公司意外險以及醫療險市占率的流失嚴重？為什麼？

參考解答：

1. 商品續保與否之差異：行政院金融監督管理委員會已開放產險業申請經營意外險與健康險業務，但產險業者得經營三年期以下且不保證續保的保單，因此與壽險業經營有所區隔。
2. 商品給付內容差異性：由於產險與壽險公司之意外險與健康險商品之給付內容存在差異性。

因此對於壽險公司的意外險及醫療險市佔率之流失

影響有限，列表說明如下：

項目	財產保險業	人壽保險業
保險期間	短年期	一年期、定期、終身
續保與否	非保證續保	保證續保、自動續保或長期保單
綜合險(壽險與傷害醫療險綜合之險種)	無法經營	可經營重大疾病壽險、特定傷病壽險、長期看護壽險、還本意外險、還本醫療險等險種
給付內容	●給付項目較少且單純 ●傷害保險：意外身故與殘廢保險金 ●住院醫療保險：住院日額津貼、實支實付醫療補償	●給付項目多元化，例如重大燒燙傷、殘廢補助保險金、重大疾病保險金、健康加值金、身故保險金等
主要險種(保費收入較高)	●短年期非保證續保的意外保險 ●短年期非保證續保的醫療保險	●終身醫療險或終身防癌險 ●還本意外險或還本醫療險 ●重大疾病壽險或特定傷病壽險 ●一年期住院醫療附約(保證續保) ●一年期意外險附約

四、何謂失能所得保險？通常對失能的定義為何？實務上對於失能給付設置免責期間（等待期間）的主要目的為何？

參考解答:

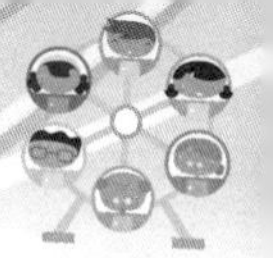

1. 失能所得保險：當被保險人因為疾病或意外事故而完全失能或部分失能時，依契約提供被保險人或受益人定期失能給付，以彌補被保險人所得收入之損失。
2. 失能之定義：被保險人因遭受疾病或意外事故，經醫師診療後症狀無法改善，因而失去工作能力，無法獲得原有薪資收入。
3. 設置免責期間(等待期間)之意義：通常失能所得保險會約定3~6個月的免責期間，在免責期間內，壽險公司不給付被保險人或受益人任何失能給付。
4. 免責期間的主要目的：免責期間實為自負額概念，可以排除一些短期事故或非失能疾病意外事故。

五、小劉因為意外車禍而右手破皮，前往診所敷藥服藥與針灸，請問住院醫療保險是否理賠？意外醫療保險是否理賠？

參考解答:

1. 非住院，所以一般住院醫療或傷害住院醫療保險不賠。
2. 實支實付醫療險門診有理賠，但原則上須檢附正本收據。

六、小劉因為心臟病住院就醫，請問傷害醫療保險是否理

賠？小劉因為心臟病就醫，但在醫院裡散步時發生摔倒意外，請問傷害醫療保險是否理賠？

參考解答:

1. 因心臟病住院就醫，並非意外傷害住院，因此傷害醫療險不賠。
2. 就醫期間摔倒意外，符合意外事故定義，若有住院或骨折未住院，傷害醫療保險應理賠。

七、小蔡投保一年期住院醫療保險，昨天突然發現罹患癌症，請問保險公司可否拒絕其續保？可否針對小蔡加收50%保費。

參考解答:

1. 產險業的一年期住院醫療險：契約滿期時，產險公司可以拒絕續保，因為產險業的一年期住院醫療險為非保證續保。另外，產險公司不可針對個別被保險人加收保費，但能針對同一費率類別加費。

2. 壽險業的一年期住院醫療險：不可拒保、不可針對個別被保險人加收保費，只能針對同一費率類別加費。

條款摘錄：

●住院醫療險保險期間為一年，保險期間屆滿時，要保人得

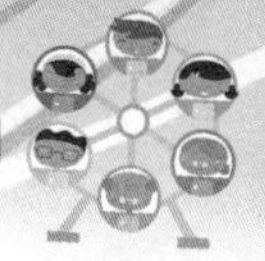

交付續保保險費，以逐年使本契約繼續有效，本公司不得拒絕續保。

- 住院醫療險續保時，依續保生效當時報經主管機關核可之費率及被保險人年齡重新計算保險費，但不得針對個別被保險人身體狀況調整之。

資料來源：考題來源包含理財規劃人員保險相關考題、人身保險代理人保險相關考題、壽險管理學會保險相關考題或廖勇誠(2014)或作者自編或修訂而來

心靈分享：

退休金領不到？

有老朋友問我，人口老化退休怎麼辦，領得到嗎？我告訴他，別擔心，只要您健康平安，活得夠久，就能夠領的更多；他笑了笑說，沒錯，健康才能領錢，不健康就領不到了！

老朋友聚會前，大家算算，啊！二十五年不見了！真是時光飛逝！過去的，追不回來了，只能坦然讓它過去吧！未來的，充滿變數，實在難以掌握，只能把握現在，一步一腳印地向前跨出下一步！

與其懷憂喪志、緬懷過去，不如把握當下，發揮行動力地面對問題、處理與解決問題。

無論佛教、道教、天主教與基督教等宗教，都認為人有來生、也有過去生。但是，過去生的您，所遭遇的人事物、與這一生是否相同，肯定不同；來生的您，所遭遇的人事物、與這一生是否相同，肯定不同！既然如此，還是好好珍惜這一生的時光、好好地學會與周遭的人事物，一起和樂共生吧！

第三章
壽險公司健康保險費率計算與作業風險管理概要

第一節 健康保險費率計算基礎

第二節 壽險公司健康保險作業風險管理概要

第三節 壽險公司健康保險爭議個案實例

第四節 壽險公司核保理賠文件範本

第五節 精編考題與解析

- 男性的健康險保費比較貴？還是女性？
- 年紀愈大，健康險保費愈貴？
- 高風險職業民眾，健康險與傷害醫療保險保費比較貴嗎？
- 詐領保險金事件頻傳？保險公司如何因應？保險公司如何調查？
- 保險公司經營健康保險需面臨哪些風險？如何管理風險？

第一節 健康保險費率計算基礎

一、影響健康風險的因素

1. 年齡：隨著年齡增高，身體退化且疾病增多，因此年齡愈高，健康險保費愈貴。
2. 性別：男性或女性體質不同、構造不同、抵抗力不同、生活作息與休閒活動存在差異，健康風險也存在顯著差異。
3. 被保險人健康狀況：既往症、現有疾病、遺傳病史、是否有殘障或精神疾病、被保險人體重與身高比例指數(Body Mass Index, BMI[10])。
4. 生活習慣與居住環境：被保險人是否吸菸、是否酗酒與飲食習慣，也影響到意外或疾病之風險發生機率。另外被保險人居住地區之衛生條件差或醫療資源缺乏，導致疾病發生率高且容易治療延遲與就醫不便。
5. 職業：被保險人從事的是中高風險的職業、還是低風險職業，牽動著發生意外或疾病風險之發生機率。
6. 其他：客戶過去的理賠紀錄、客戶的財務狀況、客戶適合度與道德風險因素等。

二、住院醫療保險商品之保費計算基礎

10 BMI= 體重 (kg)/ 身高 ^{2}(M)

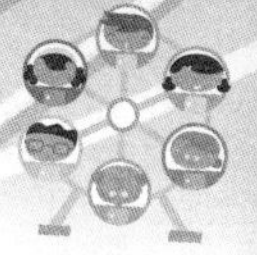

依據收支均等原則概念，住院醫療保險純保費為未來各項醫療保險給付的現值，而純保費金額增加安全係數加成與附加費用後，就可求算出總保費。歸納而言，計算住院醫療保險保費之主要變數，可以列舉說明如下：

1. 預定疾病發生率(罹病率)：罹病率愈高，預期未來醫療給付金額愈高，保費將愈貴（與保費成正比）。
2. 平均住院日數或平均醫療費用金額：平均每位病患每次住院的天數愈久或平均醫療費用金額愈大，預期未來醫療給付金額愈高，保費將愈貴（與保費成正比）。
3. 生存率或死亡率：生存率愈高，預期被保險人平均存活期間愈久，未來醫療給付的金額也愈高，因此保費也須提高。101年7月起，保險業者依照壽險業第五回經驗生命表的死亡率計算保費。
4. 預定利率：定期醫療保險或終身醫療保險商品保費，受保單預定利率影響較大，利率愈低、利息收入愈低或保單折現率愈低，保費將愈貴（與保費成反比）。另外，一年期醫療保險之預定利率，對其保費並無顯著影響。
5. 預定附加費用率：費用率愈高，需要收取的費用就愈高，保費將愈貴（與保費成正比）。
6. 其他因素：脫退率因素與安全係數加成。

三、健康保險與人壽保險商品差異比較

健康保險與人壽保險商品差異頗多；就承保事故來說，人壽保險承保被保險人之生存或死亡事故，並在事故發生時提供死亡或生存給付。健康保險承保被保險人之疾病或意外事故，並在事故發生時提供醫療費用的補償或津貼。另就「保險期間」、「準備金提存」、「費率釐訂因素」、「給付基礎與項目」等角度，列表比較其差異如下：

項目	健康保險(一年期)	人壽保險
保險期間	一年期	定期、終身
準備金提存	主要為未滿期保費準備金、特別準備金	主要為壽險責任準備金
主要費率釐訂因素	罹病率、費用率、平均醫療費用金額或平均住院天數	死亡率、費用率、利率
給付基礎	●日額型：定值保險契約，依照住院日數給付日額津貼。 ●實支實付型：損害補償契約，依照自付醫療費用金額予以補償。	●屬於定額保險契約 ●身故保險金：被保險人於保障期間身故時，給付身故保險金。 ●滿期保險金或生存保險金：被保險人於特定期間屆滿仍生存時，給付滿期保險金或生存保險金。
住院醫療費用補償或日額津貼	日額津貼或實支實付補償	無住院給付
身故給付	無	提供疾病或意外身故給付
生存給付	無	養老保險包含生存給付或滿期給付

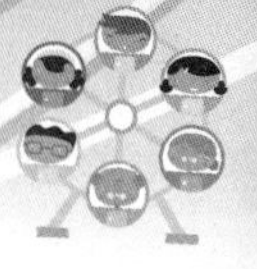

小叮嚀：[11]

終身癌症保險之費率釐訂因素：

1. 癌症發生率
2. 癌症存活率
3. 癌症門診比率
4. 癌症住院比率
5. 癌症手術比率
6. 平均癌症住院天數
7. 癌症放射線治療或化學治療比率
8. 平均癌症放射線治療或化學治療日數
9. 癌症骨髓移植手術比率
10. 癌症死亡率
11. 預定利率
12. 預定附加費用率
13. 脫退率因素與安全係數加成。

第二節 壽險公司健康保險作業風險管理概要

壽險公司經營健康保險，需要嚴謹的做好風險管理，壽險業須面對保險風險、作業風險、市場風險、信用風險、資產負債配合風險、流動性風險、法令風險與其他風險等多元化風險。就核保理賠作業風險來說，涵蓋健康風險、壽命風險、道德風險、休閒風險、職業風險、法令風險與資訊系統風險等各面向。

---

11 參李家泉 (1996)，連宏銘與余清祥 (2000)，壽險管理學會 (2011)；失能所得保險保費計算基礎涉及失能機率、失能期間長短與給付金額、利率與費用率等變數。

壽險公司可從商品定價、條款、核保、理賠、調查、業務懲處與管控、系統偵測與統計分析、再保險、同業合作或與警政機關合作等各種方式，進一步管理相關核保與理賠作業風險。以下針對核保理賠作業風險與風險管理措施，摘要列述如後。

一、核保作業風險管理概要[12]

核保作業風險指壽險業因執行保險業務招攬、承保業務審查與相關費用支出等作業，所產生之非預期損失風險。壽險業對於核保風險應訂定適當之風險管理機制，並落實執行；其風險管理機制至少應包含下列項目：核保制度及程序之建立、核保手冊或準則之制定、核保風險管理指標之設定與建置完善的新契約核保系統等，分項說明如後。

1. 核保制度及程序之建立

   壽險業經營各項保險業務時，應建立其內部之招攬、核保等處理制度及程序，應包含下列項目：

   (1)保險代理人、保險經紀人、保險業務員與保險業之法律關係。

   (2)聘用核保人員之資格、職掌範圍、在職訓練及獎懲。

12 摘錄與修訂自保險業風險管理實務守則文字

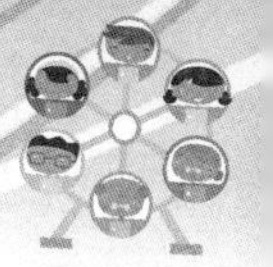

(3)招攬作業、核保作業之處理制度及程序。

(4)受理要保書至同意承保出單之程序及流程圖，其中至少應包含核保準則、分層負責授權權限、再保險安排等。

(5)瞭解並評估保戶保險需求及適合度之政策。

(6)不得有下列情事：

a. 未具核保人員之資格執行核保簽署作業。

b. 未依保險商品內容予以評估並簽署承保。

c. 對特定承保對象施以不公平待遇，或僅因被保險人為身心障礙者而有不公平待遇。

d. 以保單追溯生效方式承保。

e. 未確實審閱要保人或被保險人及保險業招攬人員之簽章、簽署或填報內容。

f. 未落實要保人財務核保程序、保險通報機制或適合度政策。

g. 壽險代理人公司或壽險經紀人公司之業務，若由其所屬保險業務員招攬者，保險業務員未於要保書上簽章或未由合格保險代理人或保險經紀人簽署。

h. 其他損害保戶權益之情事或其他經主管機關規定應遵行之事項。

2. 核保手冊或準則之制訂

為求有效維護承保業務品質及降低潛在核保風險，壽險業應就所經營之各項保險業務，分別制定相關之核保手冊，以資遵循。核保手冊中，應包括下列項目：

(1)承保業務種類及範圍、簽單條件與額度。

(2)拒限保業務之種類及其判核層級與額度。

(3)每一危險單位淨自留額度及分保標準。

(4)訂立各級核保人員分層授權範圍及額度。

3. 核保風險管理指標之設定

為有效評估及檢測各險種核保作業績效，壽險業應制定相關管理指標以供管理階層或各行銷通路參考。

4. 建置完善的新契約核保系統

因應新契約與核保作業E化，並達到即時監控核保作業風險目標，實有賴於完善的新契約核保系統，才能發揮效率並評估與監控風險。

二、核保人員之特別承保措施

核保人員在審核契約時，若採用特別條件承保，通常有數種方式，列述如下：

1. 削額給付：針對遞減性質的承保危險，保險公司可約定契約訂立後特定期間內身故，身故保險金必須依約定削減後的金額給付。諸如：前2年身故，給付保險

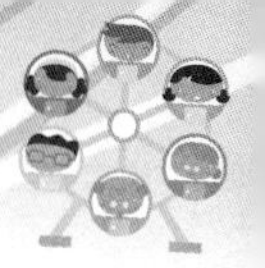

金額的50%或75%。

2. 加費承保：對於遞增型承保危險或經常性危險，可以透過提高保費方式反應額外危險。諸如：針對體重過重或有血管疾病保戶，可收取特別保費，諸如：每期額外收取保費的50%金額。另一方面，對於經常性(固定型)危險，可考慮透過年齡加費法提高保費。
3. 改換險種：對於特定承保案件，若投保特定傷病保險、多倍型保險或危險保額過高之保險，壽險公司承擔之風險過高。此時可建議保戶更換投保的險種，改為危險保額較低，儲蓄功能較強的儲蓄型保險商品。
4. 其他方式：延期承保、列為除外事項、限制理賠金額或理賠次數等。

三、理賠作業風險管理概要

理賠作業風險指壽險業在處理理賠案件過程中，因作業不當或疏失而產生之風險。壽險業應審慎評估理賠風險並建立適當之理賠處理程序。為避免理賠風險或不當損失發生，壽險業對於理賠作業應訂定內部理賠處理程序，其內容至少應包含下列項目：[13]

1. 聘用理賠人員之資格及權責。

13 摘錄與修訂自保險業風險管理實務守則文字。

2. 各險理賠作業手冊及理賠作業流程。
3. 各級理賠人員授權範圍、理賠金額授權額度及分層授權核決權限表。
4. 建置完善的理賠資訊系統：因應E化與即時監控作業風險目標，實有賴於完善的資訊系統，才能發揮效率並評估與監控風險。
5. 異常案件進行理賠調查與監控。[14]
6. 其他經主管機關規定應遵行之事項。

四、壽險公司經營健康險商品之風險與風險管理措施

就壽險公司來說，經營健康保險商品存在那些商品相關的核保理賠作業風險或精算風險呢？可以採取哪些風險管理措施？可列表歸納如下：

14 參理賠爭議案件與邵靄如等 (2009)，Ch.5 後，異常或可疑案件歸納如下：
- 重複投保、密集投保、重病投保、高額投保。
- 固定到同一家醫院就醫或找同一個醫師就診、越區體檢、檢體資料異常。
- 投保後不久就密集發生保險事故或辦理契約變更。
- 醫療投保額度與客戶收入或需求不一致。
- 過去的理賠紀錄發現理賠率過高而且就醫密集。
- 輕症久醫、治療方式不合理、事故原因與病情不吻合。
- 事故現場無目擊者、地點異常、事故內容異常或簽名異常。

補充：國外許多壽險公司的理賠職能，已走向保戶健康管理計畫模式運作，職能涵蓋保險理賠、醫療諮詢與協助服務並提供後續醫療照護計畫。

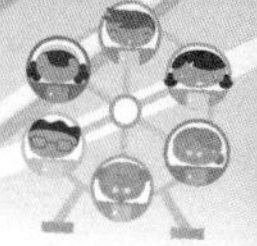

商品	壽險公司面臨之風險	可採取之風險管理措施
保證續保一年健康險	●不可針對個別保單加費，只能針對同一類別加費。 ●若加費可能造成保戶的逆選擇：健康情況差的被保險人，擁有較高的投保意願與繼續率。 ●癌症治療與住院手術治療方法進步快速，造成商品設計與理賠的困難。 ●道德風險與保險犯罪。 ●法規變化頻繁。	●加強核保與理賠作業風險管理，例如：文件審查、生存或死亡調查、統計追蹤。 ●定期更新商品契約內容與費率，以因應法令變更、發生率變更或道德風險。 ●實施累計通算保額。 ●安排再保險。 ●計算保費時增加安全係數加成。 ●商品給付項目受限。 ●可提供理賠獎勵金或保費抵減。 ●強化內外部經驗統計數據之預估。
終身醫療保險、終身防癌險	●因應市場競爭，壽險公司難以即時調整保費，以達到費率充足。 ●缺乏長期發生率趨勢或發生率難以精確預估，因此健康險費率不易準確。 ●癌症治療與住院手術治療方法進步快速，造成商品設計與理賠的困難。 ●許多治療缺乏統計數據：例如標靶治療。 ●保戶逆選擇。 ●許多壽險公司未能安排再保險。 ●道德風險與保險犯罪。 ●法規變化頻繁。	

五、健康保險經營上面臨之困境以及理賠限制條款

1. 健康保險經營上面臨那些困境：

(1) 疾病種類多元化：新型態的流行性疾病不斷發現，而且影響人類頗大，也衝擊著健康保險的理賠，例如：SARS、H7N9、MERS。

(2) 人口高齡化與平均壽命延長：人口高齡化之下，使得老年疾病之理賠佔率持續攀升，也為終身醫療保險帶來極大的衝擊。例如：失智症的理賠。

(3) 醫療技術日益進步：新型態醫療技術不斷推出，保單條款有時難以普遍涵蓋或客觀理賠，也造成了理賠糾紛。

(4) 長期照護或失能問題增多：意外事故與重大傷病事故後，長期照護或失能問題增多，也衝擊醫療保險的理賠控管。

(5) 道德危險或保險犯罪行為頻傳：道德危險或保險犯罪案件迭起，也造成不當理賠損失增多，並突顯出防範保險犯罪的重要性。

2. 健康保險商品設有那些理賠限制條款及其設置理由：

(1) 設置等待期間：壽險公司通常會約定30天的疾病等待期間，等待期間發生疾病，壽險公司不予理賠，等待期間之後，因疾病住院才能獲得理賠。等待期間之設置，可以降低小額理賠之成本並避免帶病投保。

(2) 疾病定義更明確與嚴謹：為避免未來糾紛或爭議，

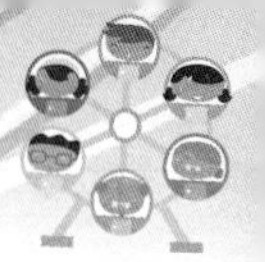

許多健康保險商品在條款中針對承保疾病予以明確與嚴謹之定義，例如：重大疾病、特定傷病、長期看護或癌症保險等。

(3) 限定疾病事故範圍：契約生效日（或復效日）起所發生之疾病才能獲得理賠，投保前的既往症(投保前已罹患的疾病)無法獲得理賠。

(4) 對於醫院或住院之限制：

a. 醫院指依照醫療法規定領有開業執照並設有病房收治病人之公、私立及財團法人醫院。

b. 住院指被保險人經醫師診斷其疾病或傷害必須入住醫院，且正式辦理住院手續並確實在醫院接受診療者。

c. 設置理由：可排除非正常住院、非正常就醫與減少道德危險。

(5) 設置實支實付理賠限額：被保險人已獲得全民健康保險給付的部分，壽險公司不予給付保險金。

(6) 列為除外責任：為避免未來糾紛或爭議，健康保險商品契約內詳細載明各項除外事項。被保險人因除外事項所致之疾病或傷害而住院診療者，壽險公司不負給付各項保險金的責任。例如：被保險人之故意行為、犯罪行為或美容手術等除外不保；另外健康檢查、療養、靜養、戒毒、戒酒、護理或養老等非以直接診治病人為目的之機構或組織之住院，醫療保險也不賠。

六、壽險公司管理道德風險因素之方法

1. 公會通報制度：針對同一被保險人之新契約案件，各壽險公司皆須向壽險公會通報，以便對於高額承保案件加以監控，減少道德風險故事發生。
2. 核保作業風險管理：透過要保文件審查、核保規範與核保系統，限制與減少道德危險之發生。諸如：要求業務人員填寫業務人員報告書、要求客戶的所得與投保額度相當等限制。
3. 理賠作業風險管理：透過每月統計分析，監控新契約或理賠之異常情形；另針對可疑之道德風險個案，透過理賠調查或訴訟的手段處理。
4. 列為除外不保事項：對於保險犯罪行為或故意行為直接列為除外事項，例如：在契約條款將二年內的自殺列為除外。
5. 安排再保險：透過再保險的安排與危險移轉，可以分散壽險公司的核保風險、理賠風險並穩定公司獲利。
6. 其他：與同業合作或與警政機關合作等。

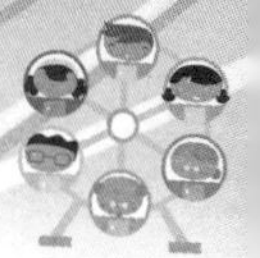

第三節　壽險公司健康保險爭議個案實例[15]

一、個案投保險種說明

申請人王先生101年6月向A壽險公司投保終身住院醫療保險，日額2,000元；保障內容包含住院日額保險金、出院療養保險金與手術保險金。

二、個案事實經過

104年3月13日因左側輸尿管上1/3處有0.8cm結石併發左腎水腎、前往A醫院住院並接受體外震波碎石術，共住院3日；但向A壽險公司提出理賠申請，遭壽險公司拒絕手術保險金之理賠。

三、當事人主張(申請人與保險公司)

1. 申請人主張：

   本人於100年9月23日因腹痛結石，於100年10月進行回診時，業經醫師認定體內並無殘留任何結石，與本次(104年3月13日)住院進行體外震波碎石術無關，A壽險公司拒絕比照手術項目給付表之「輸尿管除(取)石術-上或下1/3輸尿管」理賠，實無理由。

15 修訂改編與參考自金融消費評議中心 102 年度評議案例

2. 壽險公司主張：

查申請人(保戶)於104年3月13日因左上1/3段輸尿管結石合併水腎，於A醫院住院並施行體外震波碎石術治療。但申請人於100年9月23日即曾診斷出左側輸尿管結石之病症，且體外震波碎石術非屬全民健康保險醫療費用支付標準所列舉之手術，故依保險法規及契約條款約定，申請人本次事故屬於投保前既有疾病且體外震波術也不符合保險契約定義之手術項目，故本公司不負給付手術保險金之責。

四、審查或判決意見

1. 本案之住院日額保險金與出院療養金應符合住院就醫之事實，A壽險公司依據保險法令與契約條款，應負給付保險金之責任，應無疑義。另外從病歷資料，應無法證實100年9月與104年3月之輸尿管結石屬於同一個醫療事故，因此仍應屬於各自獨立之保險事故，並無直接因果關係。
2. 另外手術部分，依契約條款，「被保險人於契約有效期間內因疾病或傷害，於醫院或診所接受手術治療者，本公司將按保險單上所記載之『保險金額』，乘以該手術項目的『手術等級』所相對應的『手術保險金倍數』後計得之金額給付『手術醫療保險金』。」……「如被保險人所接受之手術 ，未載明於

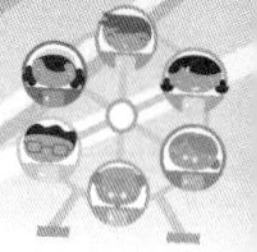

附表所列之手術項目時，本公司將與被保險人協議比照該表內程度相當之手術等級，決定給付倍數。……但該項手術若屬下列情形之一者，則本公司不負賠償之責任：……二、不屬全民健康保險醫療費用支付標準第二部第二章第七節或第三部第三章第四節第二項所列舉之手術者。」

3. 體外震波碎石術經函詢醫院，仍屬於腎結石手術之一種。術前須由病人填寫手術同意書及麻醉同意書才可進行，手術可分住院手術或門診手術二種，依病人意願、身體狀況及結石大小而決定。而體外震波碎石雖由震波來擊碎結石，但也算是侵入性治療的一種，因為其併發症可能造成病人腎臟出血或其他臟器受傷。考量體外震波碎石術對人體侵害之程度與危險程度，應比照契約條款附表手術項目「碎石取出術(在膀胱內壓碎並除去)」，給付手術等級3計算之手術醫療保險金，應屬合理。
4. 申請人投保日額為2,000元，住院日額保險金計6,000元(2,000×3)、出院療養保險金計3,000元(1,000×3)、手術等級第3級計算之5倍手術保險金計10,000元(2,000×5)，合計共19,000元整。

五、調處或判決結果

1. 申請人要求住院日額保險金之給付，應屬合理；A壽險公司應給付申請人新台幣19,000元整並加計利息。

六、個人建議與看法

1. 個人認為壽險公司應就未存在理賠爭議之住院醫療日額保險金與出院療養保險金先行給付予保戶，不應全案一併延遲理賠。
2. 體外震波碎石術是否屬於手術？還是屬於醫療處置？建議實務理賠作業不應完全比照全民健康保險醫療費用支付標準判斷，而應從實際治療內容判斷為宜，建議壽險公司給予適度的通融理賠，方能減少彼此爭議並提高客戶滿意度。

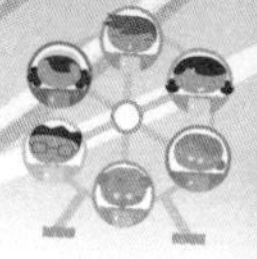

第四節 壽險公司健康保險核保理賠文件範本

理賠申請書

※填寫前請詳閱背面說明

申請項目：□壽險身故 □壽險全殘 □豁免保費 □重大疾病 □初次罹癌 □癌症醫療 □癌症身故
（複選） □意外身故 □意外殘廢 □意外醫療 V疾病醫療 □附約延續 □其他：

□生命末期提前給付。申請金額：　　　萬。要保人同意申請聲明簽章：

保單號碼（團保請填寫證號）：	事故人：	出生日期：60 年 12 月 31 日
1234567890	身份證號：A123456789	聯絡電話　住家：02-12345678 公司： 行動： ☑同意□不同意以行動電話傳送簡訊通知
事故人住址：		
服務機關：		
公司地址：台北市南海路3號6樓		就診身份：□自費　V健保
工作內容：精算統計		事故日期：98 年 04 月 01 日

事故地點及事故經過：（意外傷害請務必詳述）
98年4月1日腹痛如絞，經台大醫院診斷為急性闌尾炎安排住院，同日行闌尾切除手術，於98年4月8日出院

警方處理：　　　　派出所（分局）　　　　警員，電話：

變更理賠金受款人聲明書

茲因受益人為未成年人(未滿二十歲)且無帳戶，為方便理賠金之領取，由本人以受益人之法定代理人身份（若法定代理人非要保人請附關係證明）聲請變更受款人為本人；如日後發生爭議，概由本人負責，為恐空口無憑，特具此聲明書為證。

此致
保險股份有限公司　（原）受益人：＿＿＿＿＿＿　立聲明書人：＿＿＿＿＿＿
（法定代理人）

付款方式：☑匯款：戶名：　　　；郵局局號：1234567帳號：9876543
（務必填寫）　＿＿＿銀行＿＿＿分行；帳號：□□□□□□□□□□□□□□
□支票由業務人員轉交 □其他：　　　（匯款請附上存摺影本）

同 意 書

本人同意任何醫師、醫院、診所或警方、法院、保險公司及其他相關單位，將本人曾經接受過診療之有關病歷，或警方、法院、保險公司及其他相關單位之詳細資料提供　　　保險股份有限公司以為參證之用。本同意書之影本與原本具有同等效力。

受益人：＿＿＿＿＿＿　□　法定代理人：＿＿＿＿＿＿　□
（立同意書人）　（簽名及蓋章）（受益人為未成年人或禁治產人請填）（簽名及蓋章）

中 華 民 國 98 年 08 月 08 日

送件單位	服務人員	業務主管	行政助理	理賠受理章
	姓名 ID. TEL.			

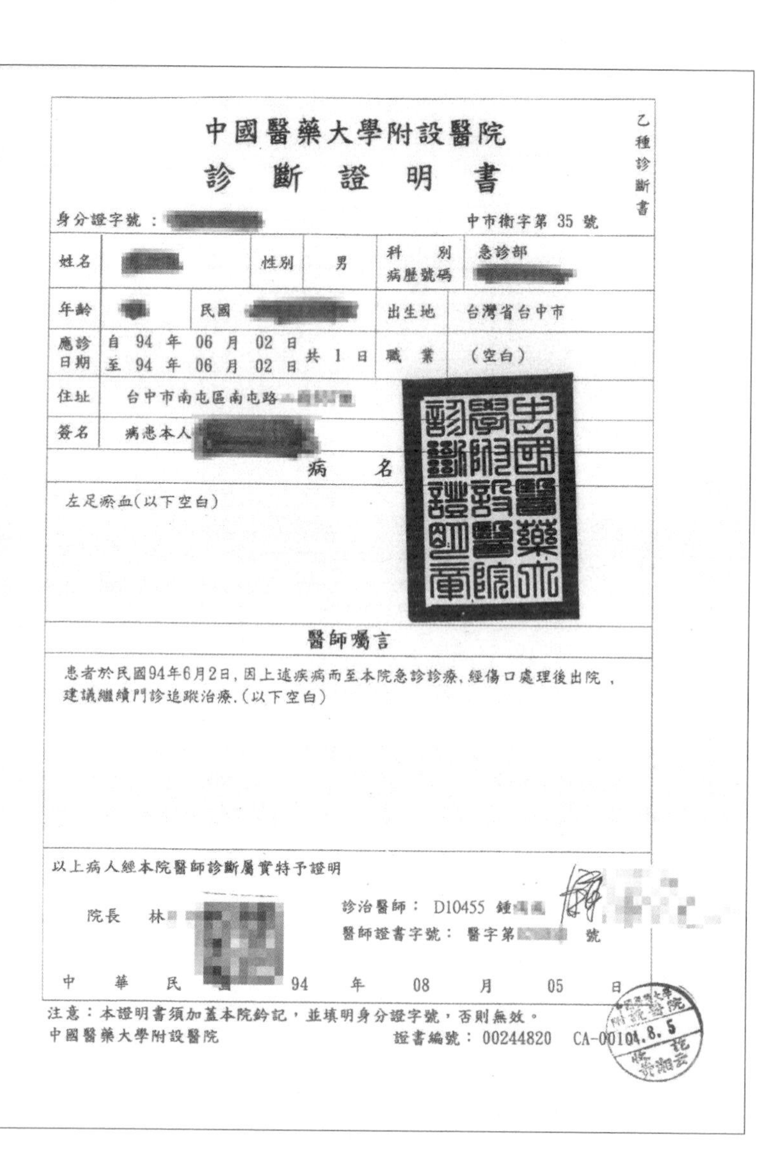

中國醫藥大學附設醫院

診 斷 證 明 書

乙種診斷書

身分證字號：　　　　中市衛字第 35 號

姓名		性別	男	科　別 病歷號碼	急診部
年齡		民國		出生地	台灣省台中市
應診日期	自 94 年 06 月 02 日 至 94 年 06 月 02 日	共 1 日		職　業	(空白)
住址	台中市南屯區南屯路				
簽名	病患本人				

病　名

左足瘀血(以下空白)

醫師囑言

患者於民國94年6月2日，因上述疾病而至本院急診診療，經傷口處理後出院，建議繼續門診追蹤治療。(以下空白)

以上病人經本院醫師診斷屬實特予證明

院長　林

診治醫師：　D10455　鍾

醫師證書字號：　醫字第　　號

中　華　民　國　94　年　08　月　05　日

注意：本證明書須加蓋本院鈐記，並填明身分證字號，否則無效。

中國醫藥大學附設醫院　　證書編號：　00244820　CA-0010

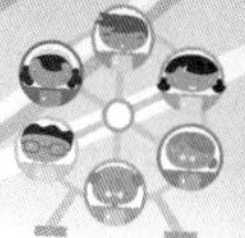

體檢申請／照會單

1. 本體檢申請／照會單請隨同體檢表或檢查報告寄回本公司
2. 本體檢申請／照會單須有業務單位或核保單位或醫務單位的印章方爲有效

保單號碼：＿＿＿＿＿＿＿＿　　日期：＿＿年＿＿月＿＿日

被保險人姓名	年齡	性別	業務代表
身分證統一編號	壽險投保總金額（新台幣）		業務單位

體檢原因：□新契約　□抽樣體檢　□複檢　□延期或拒保史　□壽險累計保額超過免體檢授權　□復效、變更
□其它（原因：　　　　　　　　　　　　　　　　　）

◆ 敬請 貴醫院／診所檢查人員鼎力協助辦理右列事項：1. 請核對是否爲被保險人本人。
2. 請提醒被保險人於體檢表簽名欄位簽名。

體檢項目：

□ 1.[ME] 普通體檢
□ 2.[UR] 尿液常規檢查（含沈渣檢查）
□ 3.[EKG] 靜止心電圖檢查
□ 4.[CXR] 胸部 X 光檢查
□ 5.[CBC] 血液常規檢查 (WBC, RBC, Hb, Ht, DC, MCV, MCH, MCHC, Platelet)
□ 6.[LFT] 肝功能檢查 (SGOT, SGPT, Total & Direct Bilirubin, r-GT, HBsAg, Anti-HCV, Alphafetoprotein Test)
（若 HBsAg 呈陽性反應，請加作 HBeAg)
□ 7.[RFT] 腎功能檢查（BUN, Creatinine, Uric Acid）
□ 8.[BT] 血液檢查（CBC, VDRL, HIV, Fasting Blood Sugar, HbAlc, Cholesterol, Triglyceride,HDL-Cholesterol, BUN, Creatinine, Uric Acid, SGOT, SGPT, Total & Direct Bilirubin, r-GT,HBsAg, Anti-HCV, Alphafetoprotein Test）　（若 HBsAg 呈陽性反應，請加作 HBeAg)
□ 9.[UA] 尿酸檢查（Uric Acid）
□ 10.[T4] 甲狀腺素檢查（T4 Test）
□ 11.[BLP] 血脂肪測試（Cholesterol, Triglyceride, HDL-Cholesterol）
□ 12.[FBS] 血糖測驗（Fasting Blood Sugar & HbAlc）
□ 13.[SONO] 腹部超音波檢查　（請先與體檢醫院預約）
□ 14.[SBT] 特別血液檢查（VDRL & HIV TEST）
□ 15.[EYE] 視力表兩眼裸視及矯正檢查
□ 16.[HT] 聽力測試（含 500HZ、1000HZ、2000HZ 三點）
□ 17.[TST] 運動心電圖檢查（跑步機耐力測試 -Treadmill Stress Test）　（請先與體檢醫院預約）
□ 18.
□ 19.
□ 20.

檢查地點：□ 本公司簽約之體檢醫院
□ 請赴右示地點檢查

□ 請自費檢查

◆ 業務代表注意事項：
1. 請被保險人攜帶身分證正本或駕照正本或護照正本以核對身分。並請在受理要保書後儘速辦理體（複）檢，以維護被保險人權益。
2. 體檢項目請依醫務規則正確勾選。如對體檢項目或體檢地點不確定時，請 向核保人員或　　　網站查詢，以免漏做體檢項目。
3. 接受第6 －12項及「腹部超音波」檢查時，請被保險人務必空腹八小時以上。
4. 被保險人如爲女性，請避開生理週期。
5. 14 歲以下被保險人請攜帶戶口名簿及健保卡由父母或監護人陪同體檢，父母或監護人也請於體檢表上簽名。
6. 本體檢申請／照會單如爲核保人員通知體（複）檢，請務必至指定檢查地點接受體檢並 請於最後期限＿＿＿年＿＿＿月＿＿＿日前完成體（複）檢。如逾期未完成檢查，本公司將暫先取消本保單的投保申請。造成不便之處敬請見諒！感謝您的協助。

申請／照會單位／核保員姓名

肺炎問卷

被保險人姓名：＿＿＿＿＿＿＿＿　　保單號碼：＿＿＿＿＿＿＿＿

業務代表姓名：＿＿＿＿＿＿＿＿　　填寫日期：＿＿＿＿＿＿＿＿

◎為審慎評估可保性及提供適合之承保條件，敬請說明以下問題後寄回核保單位，謝謝您。

1. (1)您最近一次發生此症症大約日期為何＿＿＿＿＿。
   (2)如何發現此症症？ □身體不適 □員工健檢 □其他：＿＿＿＿＿。
   (3)有哪些症狀（請勾選，可複選）： □發燒 □畏冷 □咳痰 □胸部疼痛 □其他：＿＿＿＿＿。
   (4)醫師診斷病名為何？（請勾選，可複選）： □小葉性/大葉性肺炎 □支氣管肺炎 □過敏性肺炎 □中毒性肺炎 □退伍軍人症 □卡氏肺囊蟲性肺炎 □黴漿菌肺炎 □其他：＿＿＿＿＿。
2. (1)是否曾住院或門診治療或進行過任何外科手術治療？ □否 □是，就診大約日期：＿＿＿＿＿，就診醫院名稱：＿＿＿＿＿。
   (2)如接受藥物治療，其藥名及使用方式為何？
   ＿＿＿＿＿＿＿＿＿＿＿＿＿＿＿＿＿＿＿＿。
3. (1)目前是否以藥物持續性控制中？ □否 □是，請詳述:＿＿＿＿＿＿＿＿。
   (2)最近一次胸部X光或肺功能檢查大約日期：＿＿＿＿＿
   (3)檢查結果及醫師建議為何？＿＿＿＿＿＿＿＿＿＿。
4. 最近三年內曾復發的次數？ □無 □有(次數：＿＿＿次，□門診/□住院)
5. (1)是否有咳痰情形？ □否 □是，此情形已持續多久？＿＿＿＿＿＿＿＿。
   (2)每次咳痰大約會持續多久？（例如：每天、每週等）＿＿＿＿＿＿＿＿。
6. (1)目前是否已痊癒？ □是 □否，請詳述：＿＿＿＿＿＿＿＿。
   (2)是否造成後遺症或併發症？ □否 □是（請勾選，可複選）： □菌血症 □肋膜積水 □膿胸 □肺膿瘍 □慢性病變 □永久性肺功能損害□心血管功能不全□其他：＿＿＿＿＿＿。
7. 若現在或曾經有吸煙習慣，煩請說明如下：
   □現在：已吸煙約＿＿＿年；目前每天吸煙約＿＿＿包
   □曾經：曾吸煙約＿＿＿年；已戒煙約＿＿＿年；戒煙前每天吸煙約＿＿＿包
   □否

◎本人謹此聲明上述回答完全屬實，特此聲明。

要保人簽名：＿＿＿＿＿＿＿＿　　法定代理人簽名：＿＿＿＿＿＿＿＿

被保險人簽名：＿＿＿＿＿＿＿＿　　業務代表簽名：＿＿＿＿＿＿＿＿

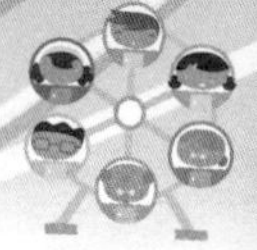

第五節　精編考題與解析

一、請說明擬訂住院醫療保險費率之主要變數包含哪些？

參考解答：

1. 預定疾病發生率(罹病率)：罹病率愈高，預期未來醫療給付金額愈高，保費將愈貴（與保費成正比）。
2. 平均住院日數或平均醫療費用金額：平均每位病患每次住院的天數愈久或平均醫療費用金額愈大，預期未來醫療給付金額愈高，保費將愈貴（與保費成正比）。
3. 生存率或死亡率：生存率愈高，預期被保險人平均存活期間愈久，未來醫療給付的金額也愈高，因此保費也須提高。
4. 預定利率：定期醫療保險或終身醫療保險商品保費，受保單預定利率影響較大，利率愈低、利息收入愈低或保單折現率愈低，保費將愈貴（與保費成反比）。另外，一年期醫療保險之預定利率，對其保費並無顯著影響。
5. 預定附加費用率：費用率愈高，需要收取的費用就愈高，保費將愈貴（與保費成正比）。
6. 其他因素：脫退率因素與安全係數加成。

二、請問壽險公司如何做好理賠作業風險管理？

參考解答：

理賠作業風險指壽險業在處理理賠案件過程中，因作業不當或疏失而產生之風險。壽險業應審慎評估理賠風險並建立適當之理賠處理程序。為避免理賠風險或不當損失發生，壽險業對於理賠作業應訂定內部理賠處理程序，其內容至少應包含下列項目：

1. 聘用理賠人員之資格及權責。
2. 各險理賠作業手冊及理賠作業流程。
3. 各級理賠人員授權範圍、理賠金額授權額度及分層授權核決權限表。
4. 建置完善的理賠資訊系統：因應E化與即時監控作業風險目標，實有賴於完善的資訊系統，才能發揮效率並評估與監控風險。
5. 異常案件進行理賠調查與監控。
6. 其他經主管機關規定應遵行之事項。

三、健康保險經營上面臨之困境以及健康險契約訂有哪些理賠限制條款？

參考解答：

1.健康保險經營上面臨那些困境：

(1)疾病種類多元化

(2)人口高齡化與平均壽命延長

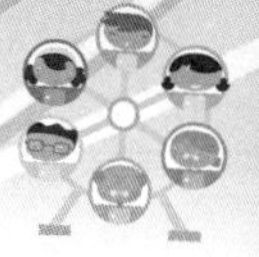

(3)醫療技術日益進步
(4)長期照護或失能問題增多
(5)道德危險或保險犯罪行為頻傳

2. 健康保險商品設有那些理賠限制條款及其設置理由：
(1)設置等待期間
(2)疾病定義更明確與嚴謹
(3)限定疾病事故範圍
(4)對於醫院或住院之限制
(5)設置實支實付理賠限額
(6)列為除外責任

四、試說明健康保險與人壽保險在「保險期間」、「準備金提存」、「費率釐訂因素」、「給付基礎」之差異？

參考解答：

健康保險與人壽保險商品差異頗多；就承保事故來說，人壽保險承保被保險人之生存或死亡事故，並在事故發生時提供死亡或生存給付。健康保險承保被保險人之疾病或意外事故，並在事故發生時提供醫療費用的補償或津貼。另就「保險期間」、「準備金提存」、「費率釐訂因素」、「給付基礎與項目」等角度，列表比較其差異如下：

項目	健康保險(一年期)	人壽保險
保險期間	一年期	定期、終身
準備金提存	主要為未滿期保費準備金、特別準備金	主要為壽險責任準備金
主要費率釐訂因素	罹病率、費用率、平均醫療費用金額	死亡率、費用率、利率
給付基礎	• 日額型：定值保險契約，依照住院日數給付 • 實支實付型：損害補償契約，依照自付醫療費用金額給付	• 定額保險契約 • 身故保險金：被保險人於保障期間身故時，給付身故保險金。 • 滿期保險金或生存保險金：被保險人於特定期間屆滿仍生存時，給付滿期保險金或生存保險金。
住院給付	• 日額給付或實支實付給付	• 無住院給付
身故給付	• 無	• 提供疾病或意外身故給付
生存給付	• 無	• 養老保險包含生存給付或滿期給付

*以上題目來自於人身保險代理人考題或作者自編。

第四章
全民健保與長期照護保險要點與個案範例

第一節 全民健保保費計算要點

第二節 全民健保制度要點

第三節 長期照顧保險制度概況

第四節 全民健保文件範本與個案範例

第五節 精選考題與解析

- 全民健保保費怎麼變貴了？
- 為何我的利息收入與租金收入也要繳1.91%健保費？
- 為何我的兼職收入不用繳1.91%健保費？
- 我幫小孩繳納健保費，公司的健保費負擔金額會變重嗎？
- 健保不給付的項目包含哪些？
- 遲繳健保費有何處罰？
- 什麼是診斷關聯群？
- 什麼是總額支付制度？
- 我應該投保那些商業醫療保險才可以彌補醫療費用缺口？
- 什麼是長期照顧保險？包含哪些給付方式？

第一節 全民健保保費計算要點

一、全民健保一般保險費計算要點

全民健保保險費包含一般保險費與補充保險費。一般保險費之保費計算需要拆分成員工負擔與企業(投保單位)負擔二項。

1. 員工自付保險費計算

   員工自付保險費=投保金額×保險費率×員工負擔比率×(1+眷屬人數)

   (1)投保金額：105年區分為52個投保等級，第1等級為20,008元，第52等級為182,000元。[16]

   (2)保險費率：105年為4.69%。

   (3)員工負擔比率：依照員工之投保身分而定，例如：有一定雇主之員工自行負擔比率為30%，無一定雇主之員工或會員自行負擔比率為60%。

   (4)眷屬人數：超過三人，以三人計算。

   (5)地區人口保費：104年年底，每月自付保險費金額為749元。

> 小範例：
> 小莉在銀行工作，女兒小英為其健保的眷屬，請計算每月小莉應扣繳之一般健保保費？

16 15萬以下的等級同勞工退休金的提撥薪資金額。

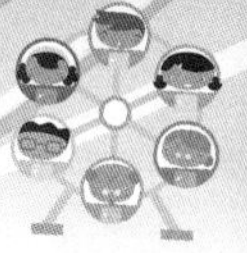

53,000 × 4.69% × 30% × (1+1)=1,492元

2. 企業(投保單位)負擔

企業(投保單位)負擔的保險費=投保金額×保險費率×企業負擔比率×(1+平均眷口數)

(1)投保金額：同員工的投保金額；金額為20,008~182,000元。

(2)保險費率：105年為4.69%。

(3)負擔比率：依照員工之投保身分而定，例如：有一定雇主之一般民營企業員工，企業(投保單位)負擔比率為60%[17]；若為公職人員或公務人員，政府(投保單位)負擔比率為70%。

(4)平均眷口數：105年起為0.61人。所以投保單位需要為每一位員工負擔的健保保費金額，不論實際眷口數量多寡，皆固定乘上(1+平均眷口數)；例如：1.61人。

小範例：
小莉在私人銀行工作，女兒小英為其健保的眷屬，請計算每月該銀行應負擔之一般健保保費？
53,000 × 4.69% × 60% × (1+0.61)= 2,401元

17 有一定雇主之員工，政府之保費負擔比率為 10%。

3. 個人健保保費遲繳及滯納金計算

保險費如果超過寬限期滿還未繳納，自寬限期滿之翌日起至完成繳費的前一日止，每超過一天加徵滯納金，金額為應繳保險費金額的1‰ (千分之一)，滯納金總額最高為應納保費金額的5%。

> 小範例：
> 小莉在104年7月3日繳納其104年3月份應繳之一家4口保險費2,996元(749元×4)，因104年3月份保險費滯納金起算日為104年5月16日，滯納日數為48日、滯納金為144元，計算方式如下： 2,996元 × 0.1% × 48日=144元

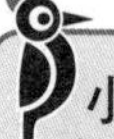

小叮嚀：

如何節省健保費：

- 總人數加計本人後已達4人，這時候再加保父母或其他直系親屬，並不需要新增健保費用。
- 子女或父母應該透過薪資較低的直系親屬眷屬身份投保，保費較划算。
- 如果父母年滿65歲且年收入低或所得稅申報稅率低於5%或20%，此時可以獲得健保費補助，通常每月健保費補助最高749元。
- 每次預定出國6個月以上，可以填寫停保申請表辦理停保；停保期間健保保費不需繳納，但也無法獲得醫療給付或申請費用核退。

二、全民健保補充保險費計算要點[18]

除了一般保險費外，民眾擁有六項特定收入時，還必

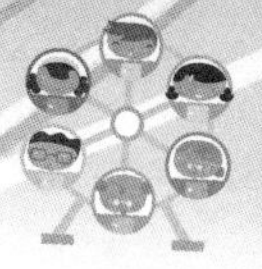

須由扣費義務人額外扣取補充保險費，105年補充保險費費率為特定收入的1.91%。所以民眾如果有兼職薪資所得，金額超過基本工資，就需要全額扣取1.91%的補充保險費。

民眾的全年領取獎金超過4個月的部分，也要扣取1.91%的補充保險費。還有民眾當次若有額外的執行業務收入、股利所得、利息所得與租金收入，而且金額超過2萬元(105年)，就必須要全額扣取1.91%的補充保險費。列表說明如下：

	項　目	摘要	扣收門檻
1.	全年累計超過投保金額4倍部分的獎金	年終獎金、季獎金、三節獎金、董監事紅利等	無
2.	兼職薪資所得	兼職人員的薪資所得	單次給付達基本工資：104年7月為20,008元
3.	執行業務收入	在其他單位賺取的執行業務收入	20,000元/次
4.	股利所得	投資股票領到的現金股利與股票股利	20,0000元/次
5.	利息所得	台幣存款與外幣存款的利息、債券配息與票券配息	20,000元/次
6.	租金收入	個人出租不動產給公司或機構的租金收入	20,000元/次

18 參廖勇誠(2014, 2013)，和樂新聞／創價新聞

小叮嚀：

如何節省補充保費：

- 每次的租金收入、利息收入或股利所得，金額低於20,000元，就不需要額外扣收補充保險費。
- 如果個人將不動產出租給公司或機構等法人，才需要額外扣收補充保險費，如果出租給個人，就不需要額外扣收保費。
- 如果在股利分配基準日前賣出股票，就沒有股利收入，也不需要扣收補充保險費了。
- 對於六項特定收入以外的資產或收入，可以不需要扣收補充保費，建議多加留意，諸如：投保年金保險、投資海外基金或公司發放禮券等。

第二節 全民健保制度要點[19]

一、全民健保的醫療服務項目

1. 醫療服務：門診、急診、住院、手術、治療處置與檢查等
2. 藥事服務
3. 預防保健服務
4. 其他：特定居家照護服務、精神疾病社區復健等

二、全民健保之除外不保項目

19 參謝淑慧、黃美玲(2012)、衛生福利部全民健保法令資料、年報資料與宣導資料、廖勇誠(2013)、柯木興(1993)

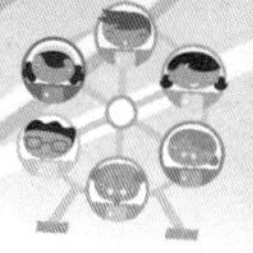

1. 依其他法令應由各級政府負擔費用之醫療服務項目。
2. 預防接種及其他由各級政府負擔費用之醫療服務項目。
3. 藥癮治療、美容外科手術、非外傷治療性齒列矯正、預防性手術、人工協助生殖技術、變性手術。
4. 成藥、醫師藥師藥劑生指示藥品。
5. 指定醫師、特別護士及護理師。
6. 血液。但因緊急傷病經醫師診斷認為必要之輸血，不在此限。
7. 人體試驗。
8. 日間住院。但精神病照護，不在此限。
9. 管灌飲食以外之膳食、病房費差額。
10. 病人交通、掛號、證明文件。
11. 義齒、義眼、眼鏡、助聽器、輪椅、拐杖及其他非具積極治療性之裝具。
12. 其他由保險人擬訂，經健保會審議，報主管機關核定公告之診療服務及藥物。

小範例：

項目	說明	額外費用範例
掛號費與部分負擔費用	民眾就醫需負擔掛號費與部分負擔費用。	●醫學中心西醫門診：掛號費150元、部分負擔至少負擔360元 ●診所西醫門診：掛號費150元、部分負擔50元

項目	說明	額外費用範例
病房費差額	健保病房通常為三人或四人病房並部分負擔5%或10%費用。如需要升級為單人、雙人病房，需要額外負擔差額。	●單人病房每日自行支付2,000~5,000元 ●雙人病房每日自行支付1,000~2,000元
膳食費	住院期間之餐飲費用	●視病人餐飲內容而定，每日約120~500元
病人交通、證明文件	申請診斷證明、住院證明、病歷或檢驗報告費用	●一般診斷證明書：每份約100~120元 ●勞工保險傷病證明：每份約200元
美容外科手術	因為美容需要所必需的外科手術	●視美容項目而定
中藥調理、補藥	出院後療養或熬煮中藥	●視藥材或藥帖內容而定 ●通常每帖藥約50~250元
其他不給付之診療服務及藥物	●特定治療服務、器材或藥材，需額外負擔費用 ●指定醫師、特別護士及護理師費用	●視疾病或器材而定，每次可達500~35,000元。

三、醫療分級制度與轉診制度

健保特約醫療院所拆分成四級，分別為醫學中心、區域醫院、地區醫院與診所。另外，為了有效善用醫療資源，避免民眾不論輕重症，皆前往醫學中心或區域醫院就醫。民眾直接前往醫學中心、區域醫院或地區醫院就醫的

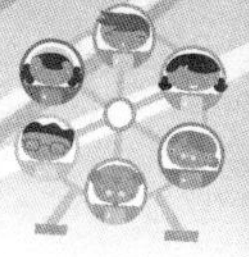

門診部分負擔金額較高，期望透過以價制量方式，導正民眾就醫習慣。

舉例來說，民眾感冒前往診所就醫，除了掛號費外，需要額外部分負擔門診費用50元，但是如果前往地區醫院，需要部分負擔門診費用80元、前往區域醫院就醫需要部分負擔門診費用240元、前往醫學中心就醫，需要部分負擔門診費用360元。另外我們也可以發現，經過轉診才到區域醫院或醫學中心就醫，門診部分負擔費用較低；而且以急診身分就醫的門診部分負擔費用最高。

小範例：台中市為例：

醫學中心：中國醫藥大學附設醫院、台中榮總(榮民總醫院)、中山醫學大學附設醫院等

區域醫院：台中醫院、國軍台中總醫院、澄清醫院等

地區醫院：林森醫院與仁愛醫院等

診所：廖小兒科診所、林牙科診所等

四、全民健保部分負擔制度要點

關於全民健保部分負擔金額列表如下：

1. 全民健保之門診部分負擔

(1)全民健保門診部分負擔金額為50~450元。

(2)急診、直接到醫學中心或區域醫院之部分負擔費用

較高。

(3)前往診所或地區醫院就醫或透過轉診就醫之部分負擔費用較低。

(4)一般基層診所部分負擔為50元。

醫院層	西醫門診經轉診	西醫門診未經轉診	急診	牙醫	中醫
醫學中心	210元	360元	450元	50元	50元
區域醫院	140元	240元	300元	50元	50元
地區醫院	50元	80元	150元	50元	50元
診 所	50元	50元	150元	50元	50元

2.全民健保之住院部分負擔

(1)急性病房住院30天內，部分負擔10%之住院費用。

(2)慢性病房住院30天內，部分負擔5%之住院費用。

病房別	住院部分負擔比率			
	5%	10%	20%	30%
急性病房	-	30日內	31～60日	61日後
慢性病房	30日內	31～90日	91～180日	181日以後

3. 門診藥品部分負擔

門診藥品部分負擔金額0~200元。

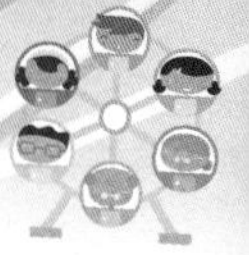

藥費	部分負擔費用
100元以下	0元
101～200元	20元
201～300元	40元
301～400元	60元
401～500元	80元
501～600元	100元
601～700元	120元
701～800元	140元
801～900元	160元
901～1000元	180元
1001元以上	200元

4. 門診復健（含中醫傷科）部分負擔

   民眾進行門診復健物理治療或中醫傷科治療，同一療程自第2次起，每次須部分負擔50元。

五、可免除部分負擔情況

1. 依據全民健保法，以重大傷病身分就醫或勞保被保險人因職業傷病就醫，可以免除所有部分負擔。
2. 被保險人如果在國外發生職災事故，醫療費用核退金額依照健保署的全民健保平均費用標準支付。
3. 特定身分民眾就醫：低收入戶與榮民、3歲以下兒童、百歲人瑞。

六、如何減少部分負擔[20]

1. 配合轉診制度：經過診所或地區醫院轉診到醫學中心或區域醫院，門診部分負擔金額較低，例如：透過診所轉診到醫學中心就醫，只需要自行支付210元的醫療費用，而不是360元。
2. 若無必要，可減少使用非健保給付的器材或藥品，並減少以急診身分就醫。
3. 民眾持有重大傷病卡，以重大傷病身分前往醫療院所就醫，可以免除所有部分負擔；但需要與該重大傷病相關之科室。
4. 勞保被保險人因職業傷病就醫，可以免除所有部分負擔。
5. 在大陸或國外期間，若有繼續繳納健保保費，則可以申請醫療費用核退。
6. 因為緊急傷病或分娩不克前往特約院所就醫，需要在非全民健保特約醫療機構就醫時，可以檢附費用明細、診斷書和核退申請書，申請核退醫療費用。
7. 民眾就醫的「部分負擔」費用，若每次住院部分負擔金額超過3.3萬或全年累計超過5.6萬，可以檢具費用

20 參廖勇誠(2015)，和樂新聞/創價新聞

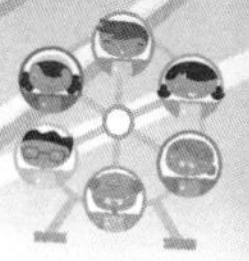

明細、收據和核退申請書，於次年6月底前申請核退醫療費用。

表4.1 全年及每次住院部分負擔之核退金額表

年度	每次住院部分負擔金額上限	全年度部分負擔上限
104	33,000元	56,000元
103	32,000元	53,000元
102	31,000元	52,000元
101	31,000元	52,000元
100	28,000元	47,000元
99	29,000元	48,000元
98	30,000元	50,000元

資料來源：健保署網站資訊

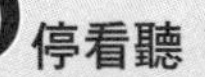

停看聽：
104年6月衛生福利部公告的重大傷病範圍約有30類，包括癌症、慢性精神病、洗腎及先天性疾病等。凡領有重大傷病證明的保險對象，因重大傷病就醫便可免除該項疾病就醫之部分負擔費用。

七、總額支付制度

總額支付制度，指付費者與醫療服務提供者，就特定範圍的醫療服務，如牙醫、中醫、西醫服務等預先以協商方式，訂定未來一年內之健康保險醫療服務總支出或預算總額，以支付後續醫療服務並藉以維持財務收支平衡的一種醫療費用支付制度。列舉總額支付制度之要點如下：

1. 每年度醫療給付費用總額，由主管機關於六個月前擬訂其範圍，並呈報行政院核定。
2. 健保署應依分配後之醫療給付費用總額及經其審查後之醫療服務總點數，核算每點費用；並按各醫事服務機構(醫療院所)經審查後之點數，核付其費用。
3. 醫事服務機構(醫療院所)應依據醫療服務給付項目及支付標準、藥物給付項目及支付標準，向健保署申報其所提供之醫療服務點數及藥品相關費用。
4. 若當年度實際醫療服務量過多，就會導致每點點值降低；反之，若醫療院所間同儕合作，減少不必要醫療浪費，則因醫療服務量有效控制，當年度就會提高每點點值。

八、診斷關聯群制度

診斷關聯群DRGs (Diagnosis Related Groups)是將同一類疾病且要採取類似治療的疾病分在同一組，再依病人的年齡、性別、有無合併症或併發症、出院狀況等再細分，並將同分組的疾病，依過去醫界提供服務之數據為基礎，計算未來健保署應給付醫院之費用額度。

健保署規劃除癌症、精神病與罕見疾病等重症外，

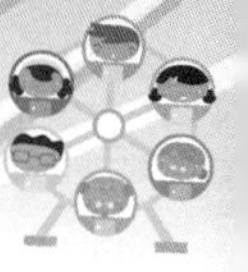

健保署將所有疾病分為1062個DRG群組。台灣在99年1月開始實施第一階段DRGs診斷關聯群制度，導入164項DRGs；103年7月健保署實施第二階段DRGs診斷關聯群制度，再導入254項DRG，並將逐步增加DRGs實施的範圍。

小叮嚀：
全球已實施DRGs支付制度之國家如下：美國、加拿大、澳洲、紐西蘭、德國、比利時、愛爾蘭、捷克、葡萄牙、西班牙、法國、挪威、瑞典、日本、新加坡、韓國等；全球最早實施DRGs支付制度的國家是美國。[21]

停看聽：
醫療費用總額支付制度是一種宏觀(總體)調控的手段，而微觀改革必須透過支付制度，如以論病例計酬、診斷關聯群DRGs取代論量計酬。所以在總額預算下採用DRGs支付制度，並不會減少總體的健保醫療支出，但可提供醫療院所誘因，減少論量計酬醫療浪費，更可讓總額支付制度下之醫療資源使用更加公平合理。

九、健保署對於實施DRGs的配套措施[22]

健保署為降低DRGs制度實施的負面衝擊，已設計配

21 資料來源：健保署宣導資訊

22 參考與修訂自健保署年報資訊或網站宣導資訊；謝淑慧、黃美玲(2012)。

套措施列舉如下：

1. 部分重症疾病暫不納入DRGs適用範圍內：例如癌症、精神病患、血友病、愛滋病與罕見疾病，以及住院天數超過30天者、腎臟移植併發症、使用主動脈氣球幫浦以及高危險妊娠個案，皆暫不納入DRGs適用範圍。
2. 同次住院期間之安胎費用不併入生產相關DRGs額度中：同次住院期間安胎及生產個案，其安胎期間可能很長，為免影響孕婦住院安胎之權益，同次住院期間之安胎費用不併入生產相關DRGs額度中。
3. 超過上限之醫療點數仍支付八成：如果實際醫療點數超過DRGs的上限臨界點，超過上限之醫療點數仍支付八成。
4. 健保署監督與調整支付金額：健保署為保障民眾權益，避免醫療院所為減少醫療成本提前讓病患轉院或出院，對於提早轉院或自動出院個案，會依其住院日數及醫院提供的醫療服務是否合理，而有不同的支付。
5. 訂立監控指標：健保署持續監控相關指標，例如：出院後再回來急診比率與出院後重覆入院比率等，以觀察病人是否被迫提早出院。同時透過專業審查與監測民眾申訴案件等方式監管醫療院所。另外對於拒收病患情形嚴重者，健保署會依特約管理辦法處理，視違

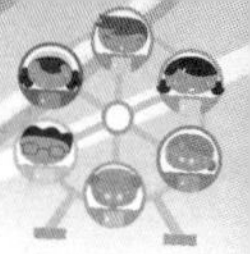

規情況予以記點處分，滿三點可予停約處分。另外，健保署也要求醫療院所不得以參考住院日數為由，要求每位同類病患在病情不穩定情況下提前出院。例如，簡單剖腹產為五天，簡單痔瘡結紮術三天，但病人未能在預期內恢復，醫院不得要求病人出院或改付差額。

停看聽：

DRGs預計衝擊：

- 就醫住院天數逐漸減少
- 門診手術增加
- 疾病診療標準化

DRGs如何因應？

診斷關聯群制度實施，如何有效彌補全民健保的自付醫療費用缺口？考量住院天數減少但自付醫療費用仍高，這時候就需要依賴實支實付醫療保險有效補足缺口。實支實付醫療保險提供保戶因疾病或意外就醫，可以在限額內實報實銷申請理賠。

停看聽：

表4.2 103年度台灣全民健保醫療費用支出前十名傷病統計

2014醫療費用最高疾病排行榜		
名次	疾病名稱	健保給付點數
1	慢性腎衰竭	453億點
2	牙齒相關疾病	389億點
3	糖尿病	239億點
4	高血壓	231億點
5	急性上呼吸道感染	231億點
6	成人呼吸衰竭	144億點
7	椎間盤突出或下背痛	135億點
8	肺炎	126億點
9	思覺失調或其他精神病	119億點
10	腦出血	118億點

*每一點約為新台幣0.95元

表4.3 103年度台灣全民健保癌症費用支出前十名統計

排名	癌症病名	就醫病人數(千人)	藥費(百萬)	醫療費用(百萬)	
		103年	103年	103年	占率
1	結腸直腸癌	95	4,360	10,987	14.0%
2	肺癌	51	5,177	10,808	13.8%
3	乳癌	106	4,937	10,311	13.2%
4	肝癌	60	2,946	8,472	10.8%
5	口腔癌	43	975	6,632	8.5%
6	白血病	12	2,655	4,083	5.2%
7	非何杰金淋巴癌	21	2,089	3,923	5.0%
8	攝護腺癌	39	1,291	3,162	4.0%
9	胃癌	22	988	2,538	3.2%
10	食道癌	9	361	2,386	3.0%
	其他	157	3,685	14,966	19.3%
全癌症合計		614	29,464	78,269	100.0%

基礎資料來源：健保署統計數據

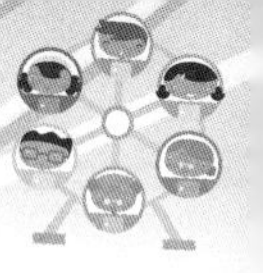

第三節　長期照顧保險制度概況

一、全民健保與長期照顧保險制度之分工

全民健保主要針對保險對象發生疾病、傷害、生育事故時提供醫療服務。在尚未實施長期照顧保險制度之前，有部分的失能失智病患，仰賴全民健保的醫療服務，形成全民健保同時提供醫療服務與照護服務之情況，也使得全民健保財務負擔增加。

長期照顧保險制度實施後，針對保險對象因失能持續已達六個月或預期逾六個月以上而有長期照護需求，經評估其日常生活需由他人協助或照顧，將透過長期照顧保險提供後續的長期照護服務或津貼。

小叮嚀：[23]

- 104年台灣失能人數近75.5萬人，120年預估將增加至120萬人。
- 推估台灣民眾一生中，平均需要被長期照顧的時間，約7.3年(男性：6.4年；女性：8.2年)

二、長期照顧保險制度要點

長期照顧制度規劃涵蓋長期照顧保險法與長期照顧服務法[24]；參照衛生福利部社會保險司與長期照顧保險法令，

23 資料來源為衛生福利部長照服務法與長照保險法令資料、統計數據與宣導資料。

就長期照顧保險法概列如下：

1. 長期照顧保險屬於社會保險制度：採全民強制納保之社會保險制度。
2. 保險人：中央健康保險署(健保署)
3. 與全民健保一併辦理承保作業：全民健保與長期照顧保險一起辦理承保作業，因此繳費作業與加保等作業皆一併辦理。
4. 被保險人、政府及雇主共同分擔保費：由被保險人、政府及雇主三方共同負擔保險費。另外除了一般保險費外，也比照全民健保納入補充保險費制度。
5. 強化財務負擔：採部分提存準備金制，另包含收支連動、定期檢討調整費率、提列安全準備等措施，並納入房地合一稅收與菸捐等財源。
6. 給付對象：失能之保險對象指身體或心智功能部分或全部喪失，持續已達六個月或預期達六個月以上，經評估其日常生活有由他人照顧之需要。所有失能之保險對象，依核定之照顧計畫與長照需要等級提供給付。
7. 給付評估制度：發展多元評估量表作為給付評估工具，經評估後有需要始能獲得基本給付。因此被保險

24 「長期照顧服務法」歷經多年的努力，立法院終於在 104 年 5 月 15 號三讀通過，為推展長期照顧服務奠定法制基礎，也讓政府完備長期照顧體系的工作向前邁進一大步。

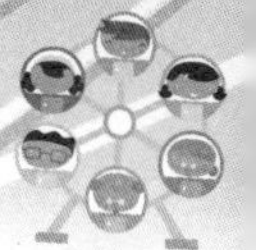

人必須提出申請，並經健保署派人到失能者住處進行評估，經評估後有長期照顧需求，被保險人才能申請保險給付服務。

8. 給付(服務)項目：以實物給付(實際的照護服務)為主，輔以現金給付(照顧者津貼)。長期照護保險制度主要透過中央健保署支付特約長期照護機構照護費用並由長期照護機構提供被保險人相關照護服務的模式，給予失能者相關照護服務，列舉項目如下：
   (1)身體照顧服務
   (2)家務服務
   (3)安全看視服務
   (4)護理服務
   (5)生活自立或復健訓練服務
   (6)輔具服務
   (7)居家無障礙空間規劃或修繕服務
   (8)交通接送服務等

   另外，對於家庭照顧者，也就是在家照顧家中失能失智者的照顧人員，長期照護保險也提供以下的支持服務：
   (1)喘息服務：類似特休假概念；喘息服務期間改由他人代理照護工作。
   (2)照顧訓練服務

(3)照顧諮詢服務

(4)關懷訪視服務

(5)照顧者津貼

9. 部分負擔制度：被保險人需要自行負擔長期照護服務費用之15%。

10.除外不保事項：

(1)膳食費。

(2)住宿費。

(3)證明文件費。

(4)已由全民健康保險取得之給付或依其他法令已由各級政府負擔之費用或服務。

(5)其他經主管機關公告者。

停看聽：

日本介護保險(長期看護保險)概況列舉如下：[25]

1.日本於2000年4月開始推動**「介護保險」（長期看護保險）制度，法令依據為介護保險法**。

2.被保險人年齡區分為二大類：(1)65歲以上 (2)40~65歲(未滿65歲)

3.長期照護服務項目或給付項目：以實物給付為原則，列舉如下：

(1)長期照護給付：包含居家照護、機構照護與地區照護等，涵蓋居家訪視與照護服務、日夜間照護、復健、器具購置及房屋裝修費用等。

25 參邵靄如、曾妙慧與蔡惠玲 (2009)，P.176~180；保發中心 (2009)，金管會委託研究計劃，第一章；郝充仁 (2014)，保險業務發展基金管委會，第四章；李世代 (2009)，經建會委託研究計劃

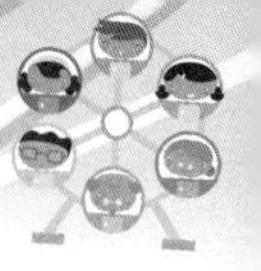

(2)預防保健等相關給付：例如維持或增進生活能力的照護訓練服務，降低被保險人需要仰賴照護的等級或避免病情惡化。

4.65歲以上被保險人之給付條件：a.符合長期照護狀態，臥病在床或痴呆、需要24小時照護。b.需要日常生活上的支援協助。

5.40~65歲被保險人之給付條件：僅限於特定疾病所造成的需要照護狀態或需支援協助狀態；例如腦血管疾病、類風濕性關節炎、癌症末期與糖尿病性神經病變等疾病。

6.被保險人享有長期照護服務時，被保險人需要自行負擔10%、其餘部分由政府與長期照護保險各支付一半。

7.被保險人在長期照護期間的餐飲費用，必須完全由被保險人自行負擔。

停看聽：

104年9月底止，全球以強制性社會保險方式實施長期照顧保險制度的國家，包含荷蘭(1967)、德國(1995)、日本(2000)與南韓(2008)等。

第四節 全民健保文件範本與個案範例

一、全民健保個案範例(一)

案例：請問小輝與小莉的爸爸，應該在區公所投保全民健保，還是以眷屬身分加保比較划算？

應該怎樣才能節省健保保費、聰明投保呢？首先，如果被保險人本人加上眷屬後的總投保人數已達4人或超過4

人，這時候再加保父母等其他直系親屬，並不需要新增健保費用。另外，如果總投保人數未達4人，應該以薪資水準較低之直系血親親屬的眷屬身分投保，較為划算；而且該直系親屬是擁有固定雇主的上班族或公教人員較佳，因為雇主負擔的健保保費比例為60%或70%，員工或民眾只負擔30%。

假設小輝月薪6萬元、小莉月薪3萬元，二人皆在民營企業工作，他們爸爸可以選擇的投保方式與額外增加的保費金額如下表：

情況	**1**	**2**	**3**	**4**
投保金額	60,800元	30,300元	60,800元	-
身分別	小輝眷屬	小莉眷屬	小輝眷屬	自行投保
自付比率	30%	30%	30%	60%
總投保人數(包含爸爸)	5人	3人	3人	1人
整戶保費/月	**3,420**	**1,278**	**2,565**	**749**
每月額外保費	0	426	855	749

*現行總投保人數(未含爸爸)若已達4人，其實應該以小輝眷屬身分投保；未達4人，應以小莉眷屬身分投保。

貼心小叮嚀：

- 不可以女婿或媳婦等非直系血親的眷屬身分投保。
- 以薪資水準較低的直系親屬之眷屬身分投保較划算；然而若親屬之總投保人數已達4人，就應該以該被保險人之眷屬身分投保健保。

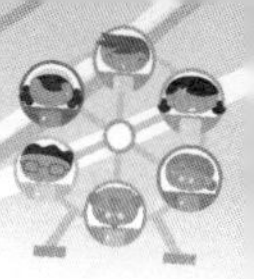

二、全民健保個案範例(二)

案例：小莉與同事因為生病住院，同樣住院十天，小莉需要自行負擔5萬元醫療費用，她同事則負擔3萬元醫療費用；為何自付金額相差近2萬元？

全民健保不是全部都保，許多是需要部分負擔的、許多項目是不保的。例如：民眾住院費用也需要部分負擔；如果因為急性傷病住院，住院30天內的部分負擔比率就要10%、但因為慢性病住院，部分負擔比率就只有5%。

另外，全民健保有許多不給付、不承保的項目，諸如：掛號費、病房費差額、膳食費、病人交通費用、申請診斷證明書或申請病歷等費用、施行美容外科手術、中藥調理、補藥與特定診療或藥物器材等項目都是全民健保不給付的項目。例如：健保病房通常為三人或四人病房並部分負擔5%或10%費用；如果升級為單人病房，每日需要自行支付2,000~5,000元的病房費差額。

小莉與同事為何同樣住院10天，但自付醫療費用相差2萬元呢？可以列表比較說明如下：

項目	小莉	同事	小莉費用說明
住院天數	10天	10天	-
住院住房等級	二人病房	健保病房 (三人房)	1,500 × 10=1.5萬
就醫身分	急性	轉診、慢性	部分負擔增加
出院後門診次數	4次	1次	掛號費與部分負擔增加

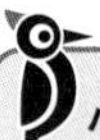

小叮嚀：

●減少部分負擔之方式：配合轉診制度、以職業傷病或以重大傷病身分就醫、若無必要可減少使用非健保給付的器材或藥品、若無必要不要以急診身分就醫。

●申請核退醫療費用：在大陸或國外期間，若有繼續繳納健保保費，可以申請醫療費用核退。

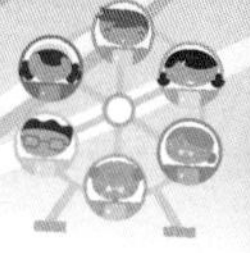

三、全民健保文件範本

請領健保卡申請表

第一聯　　　　　　　　　　　　　　　　　　　　　　申請日期：　年　月　日

姓　名	所填姓名、身分證號、出生日期須必與身分證明文件相符	請於下方區域正中央黏貼二年內二吋正面、脫帽半身彩色(或黑白)未戴有色鏡片眼鏡照片乙張
身分證統一編號（或非本國籍人士統一證號）		照片黏貼處（相片請勿摺疊）黏貼照片後，請不要再於下方勾選
出生日期	□民前 □民國 　年　月　日	
申請原因（請擇一勾選）	申請人應繳交工本費新台幣200元(備註1) □遺失　□毀損　□更換照片 □身分資料變更（請於下欄填寫舊身分證號、居留證號、姓名或出生日期） 申請人免繳交工本費（備註2） □首次領卡（請先辦妥加保手續） □其他原因＿＿＿＿＿(應繳回原卡)	□不貼照片（勾選不貼照片者，就醫時需攜帶身分證明文件）
聯絡電話	（日）　　（手機）	
健保卡郵寄地址	郵遞區號　（請填寫白天有人收件地址）	

申請單號	黏貼申請單號條碼	健保署受理人		收件（款）章		申請者簽章

※未貼照片且未勾選不貼照片者，視同不貼照片

備註:1.申請人如因遺失、毀損（如卡片折損）、更換照片、身分資料變更（如變更姓名或身分證號）等原因申

表號：承表D☑ E□ G□ H□

勞工保險加保申報表
全民健康保險第一、二、三類保險對象投保申報表
〈※勞工退休金提繳申報表〉

勞工保險證號（8位數字+1位英文檢查碼）	0 5 0 0 0 0 0 0 A
全民健保投保單位代號	1 2 0 1 2 3 4 5 6
單位統一編號或非營利扣繳編號	：01234567

勞保局、健保署收件章	健保署分區業務組	臺北業務組
	民國100年7月21日申報	
	民國100年7月份第　號表	

申報加保者（打V）本人	眷屬	被保險人 姓名	國民身分證統一編號（居留證或護照號碼）	出生年月日（民前出生者請加註「－」）	雇主自願參加勞保請打V（詳見說明六）	勞保月投保薪資、全民健康保險投保金額（元）（詳見說明九、十）	相關眷屬 姓名	國民身分證統一編號（居留證或護照號碼）	出生年月日（民前出生者請加註「－」）	稱謂代號（詳見說明十一）	投保單位填寫 合於健保投保條件 原因	日期	健保署核定生效日期
V		甄福氣	Z129999722	59年1月1日		87600			年 月 日		到職	100.7.21	
	V	甄福氣	Z129999722	59年1月1日			甄遊麗	Z299999998	60年7月1日	1	依附投保	100.7.21	
	V	甄福氣	Z129999722	59年1月1日			甄小健	Z199999963	91年8月1日	3	依附投保	100.7.21	
				年 月 日					年 月 日				
				年 月 日					年 月 日				
				年 月 日					年 月 日				
				年 月 日					年 月 日				
				年 月 日					年 月 日				
				年 月 日					年 月 日				

以上資料請依國民身分證所載資料以正楷填寫

投保單位名稱：好家在企業社

地址：台北市中山北路一段七號

電話：02-22222222

負責人（印章）　經辦人（印章）　（單位印章）

勞保局、健保署填用					
受理號碼					
人數	名	勞保加保健保受理日期：			
受理人員		資料鍵錄		資料校對	

1. 投保單位應於員工到職當日申報加保，其保險效力自本表送交或郵寄之當日零時起加保生效。(其餘辦理加保手續請參閱背面說明)
2. 本表請填寫一式2份一併寄送健保署（臺北業務組轄區則請寄勞保局），每份均需加蓋單位及負責人、經辦人印章，並詳填單位名稱、地址、電話。(惟如整份表僅申報參加健保或僅申報參加勞保，請參閱背面說明二)。
3. 首次參加健保者（如新生嬰兒、新聘外籍勞工），請同時填「請領健保卡申請表」，申請健保卡。

※ 一、適用勞動基準法之本國籍勞工，本表並為勞工退休金提繳申報表，勞保局將以本表投遞日期依 貴單位勞工退休金雇主提繳率及所填投保薪資、金額計收勞工退休金。
　二、有下列情形之一者，請另填具「勞工退休金提繳申報表」寄送勞保局辦理勞工退休金提繳手續：
　　(一)勞工退休金開始提繳日期與本表投遞日期不同。　(二)勞工月提繳工資高於健保投保金額（月提繳工資需計入加班費，上限為150,000元）。
　　(三)勞工個人自願另行提繳勞工退休金。
　三、表列人員如屬委任經理人、不適用勞動基準法之本國籍工作者，且不參加勞工退休金提繳者，務請註明。但如其自願提繳者，請另填具「勞工退休金提繳申報表」寄送勞保局辦理，實際從事勞動之雇主，亦同。

全民健康保險門診交付處方箋

特約醫院診所 服務機構代號及名稱	

一般處方箋		連續處方箋		檢驗（查）		物理治療	

特定治療項目代號：1.　　2.　　3.　　4.			案件分類：
姓名:	身分證字號:		出生日期　　年　　月　　日
就醫科別:	就醫日期:　　年　　月　　日	健保卡就醫序號:	給藥日份:
傷病名稱及主要症候:		免部分負擔代碼及原因：	
國際疾病分類碼:1.　　2.　　3.			

藥品名稱及規格（劑型、劑量）、醫事檢驗、醫事放射檢查名稱、物理治療診療項目	用量及用法（檢驗、放射所、物理治療所免填）	總數量	備註

診治醫師代號: 簽章:	處方醫院診所核章
聯絡電話：	
傳真：	

特約藥局、特約醫事檢驗機構、特約醫事放射機構、物理治療所核章（服務機構代號、名稱、地址及電話）	慢性病連續處方箋專用	
調劑藥師(生)或物理治療師或執行檢驗（查）醫事人員 代號: 簽章: 日期:	本處方箋共可調劑_____次	

注意事項：(一) 本處方如有塗改，需由原處方醫師之蓋章確認，否則無效。

(二) 若同時須開給病患一般(七日內)用藥及連續處方用藥時，須分開填寫在不同的處方箋。如須同時交付調劑及檢驗（查）處方或物理治療處方時，請分別開立。

(三) 一般處方箋、檢驗（查）、物理治療處方箋自就醫日起三日內有效。

(四) 本處方為一式兩份，一份交病患供調劑、檢驗（查）、物理治療用，另一份由處方特約醫事機構留存備查。

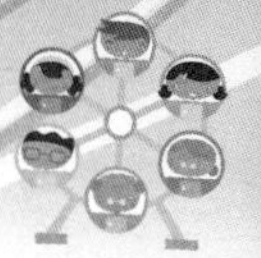

附表二

全民健康保險　　　　院(所)轉診單(轉診至　　　院所)

保險醫事服務機構代號：

<table>
<tr><td rowspan="14">原診療醫院、診所</td><td rowspan="4">保險對象基本資料</td><td>姓名</td><td colspan="2">性別</td><td colspan="3">出生日期</td><td colspan="2">身分證號</td></tr>
<tr><td></td><td colspan="2">□男　□女</td><td colspan="3">民國(前)　年　月　日</td><td colspan="2"></td></tr>
<tr><td>聯絡人</td><td colspan="2">聯絡電話</td><td colspan="5">聯絡地址</td></tr>
<tr><td></td><td colspan="2"></td><td colspan="5"></td></tr>
<tr><td>病歷摘要</td><td colspan="8">A.病情摘要(主訴及簡短病史)　　D.藥物過敏史：
B.診斷　ICD-9-CM　病名
1.(主診斷)
2.
3.
C.檢查及治療摘要
1.最近一次檢查結果　　2.最近一次用藥或手術名稱
日期：　　日期：
報告：</td></tr>
<tr><td>轉診目的</td><td colspan="8">1. □急診治療　4. □進一步檢查，檢查項目
2. □住院治療　5. □轉回轉出或適當之院所繼續追蹤
3. □門診治療　6. □其他</td></tr>
<tr><td>院所住址</td><td colspan="5"></td><td>傳真號碼：
電子信箱：</td><td colspan="2"></td></tr>
<tr><td>診治醫師</td><td>姓名</td><td></td><td>科別</td><td></td><td>聯絡電話</td><td></td><td>醫師簽章</td><td></td></tr>
<tr><td>開單日期</td><td colspan="3">年　月　日</td><td colspan="2">安排就醫日期</td><td colspan="3">年　月　日
科　診　號</td></tr>
<tr><td>建議轉診院所科別</td><td colspan="4">(必填)醫院　(必填)科　醫師</td><td colspan="2">轉診院所地址及專線電話</td><td colspan="2">地址：
電話：</td></tr>
<tr><td rowspan="4">接受轉診醫院診所</td><td>處理情形</td><td colspan="8">1.□已予急診處置並轉診至　醫院　2. □已予急診處置，並住本院　病房治療中
3.□已安排住本院　病房治療中　4. □已安排本院　科門診治療中
5.□已予適當處理並轉回原院所，建議事項如下</td></tr>
<tr><td>治療摘要</td><td colspan="8">1. 主診斷　2. 治療藥物或手術名稱　3. 輔助診斷之檢查結果
ICD-9-CM：
病名：</td></tr>
<tr><td>院所名稱</td><td colspan="5"></td><td>電話或傳真：
電子信箱：</td><td colspan="2"></td></tr>
<tr><td>診治醫師</td><td>姓名</td><td></td><td>科別</td><td></td><td>醫師簽章</td><td></td><td>回覆日期</td><td>年　月　日</td></tr>
</table>

第一聯：接受轉診(轉入)醫院、診所留存

第二聯：接受轉診(轉入)醫院、診所回覆轉出醫院、診所

第三聯：原診療醫院、診所留存

※本轉診單限使用乙次　　※以上欄位均屬必填，如無則填無

全民健康保險自墊醫療費用核退申請書

粗線內請勿填寫(受理機關審核欄)

① 就醫地區	□臺灣地區內 □臺灣地區外	受理號碼		受理日期	
② □□ 保險對象 矯正機關 收件人 姓名		身分證字號		出生日期	年 月 日
臺灣地區內通訊地址	□□□ 縣市 鄉鎮市區 街路 段 巷 弄 號 樓				
臺灣地區內電話	公( ) 住( ) 手機：				

③ 就醫情形

就醫國別：（不同國別請另填申請書）

給付類別：□自然生產□剖腹產□重大傷病（須符合全民健康保險重大傷病範圍）□職業傷害□職業病□其他(非前述給付類別)

診別	請詳列看診日期或住院起迄日	就醫次數	就醫院所名稱
□門診□住院□急診			
□門診□住院□急診			
□門診□住院□急診			

④ 申請金額

1. 幣別：□新台幣□人民幣□港幣□泰銖□印尼盾□日幣 □歐元□美金□其他(就醫國家)＿＿＿＿
2. 收據總金額＿＿＿＿

⑤ 自墊費用原因（請於原因欄詳述）

自墊費用原因	申請期限
□1. 於臺灣地區內，因緊急傷病或分娩，須在非保險醫事服務機構立即就醫。(4.2) □2. 於臺灣地區外，因罹患保險人公告之特殊傷病、發生不可預期之緊急傷病或緊急分娩，須在當地醫事服務機構立即就醫。(4.1) □3. 保險對象於保險醫事服務機構診療或分娩，因不可歸責於保險對象之事由，致自墊醫療費用。 □於就醫時未能及時繳驗健保卡或身分證件，且因不可歸責於保險對象之事由，致未及於就醫日起 10 日內(不含例假日)向保險醫事服務機構補送保險憑證申請退費(2) □未以下列免部分負擔或優待部分負擔就醫類別 □職災(3.1)□低收入戶(3.2)□榮民(3.3)□結核病(3.4)□重大傷病(3.5) □殘障手冊(門診基本部分負擔不分醫院層級一律 50 元) □其他	急診、門診或出院之日起 6 個月內。出海作業之船員為返國入境之日起 6 個月內。
□4. 於保險人暫行停止給付期間自墊下列醫療費用，並已繳清保險費等相關費用。(1) □在保險醫事機構診療或分娩。 □於臺灣地區內，因緊急傷病或分娩，須在非保險醫事服務機構立即就醫。 □於臺灣地區外，因罹患保險人公告之特殊傷病、發生不可預期之緊急傷病或緊急分娩，須在當地醫事服務機構立即就醫。	繳清相關費用之日起 6 個月內。
□5. 全年累計急性病房 30 日內或慢性病房 180 日內之應自行負擔住院費用超過主管機關所定上限(5)	次年 6 月 30 日前。

自墊費用原因(或不可歸責事由)說明：

⑥ 檢附書據

於臺灣地區內，因緊急傷病或分娩，須在非保險醫事服務機構立即就醫	於臺灣地區外，因罹患保險人公告之特殊傷病、發生不可預期之緊急傷病或緊急分娩，須在當地醫事服務機構立即就醫	保險對象於保險人暫行停止給付期間(或因不可歸責之事由)，在保險醫事服務機構診療或分娩	全年住院部分負擔超過上限
□1. 費用收據正本及費用明細 □2. 診斷書或證明文件 □3. 住院案件者：出院病歷摘要 □4. 其他：	□1. 費用收據正本及費用明細，如非英文，應檢附中文翻譯 □2. 診斷書或證明文件，如非英文，應檢附中文翻譯 □3. 住院案件者：出院病歷摘要，如非英文，應檢附中文翻譯 □4. 當次出、入境證明文件影本或服務機關出具之證明 □5. 其他：公證驗證書(大陸地區住院天數≧5 天者之費用收據正本及診斷書需經公證、驗證)	□1. 費用收據正本及費用明細 □2. 其他：	□1. 費用收據正本及費用明細 □2. 其他：

□免部分負擔或優待部分負擔證明。
□收據非正本聲明書：持收據影本者，應由原醫療機構加蓋印信證明與原本相符(臺灣地區外有困難者免加蓋印信)，並註明無法提出原本之原因。
□戶口名簿影本（如不同戶籍需檢附關係證明文件影本，法定代理人申請需檢附)。
□死亡證明文件(法定繼承人申請檢附)。
□死亡繼承聲明書及繼承人身分證明文件(法定繼承人申請檢附)。
□如委託他人申請或保險對象未入境時，需檢附委託書及受託人身分證明文件影本。

⑦ 付款方式

□本人 □法定代理(繼承)人□矯正機關： 身分證統一編號(矯正機關代碼)：＿＿＿＿連絡電話：＿＿＿＿

□1. 轉帳：戶名＿＿＿＿銀行名稱＿＿＿＿轉帳帳號＿＿＿＿(請附存摺封面影本)。
□2. 支票

⑧ 申請人簽章

*□有□無 紓困貸款 *申請人如有積欠健保費或滯納金等，同意將核退費用優先繳付欠費或紓困基金貸款。

□1. 保險對象 簽章：＿＿＿＿
□2. 法定代理(繼承)人□3. 矯正機關□4. 受託人簽章：＿＿＿＿ (與保險對象關係) ＿＿＿＿

中 華 民 國 年 月 日

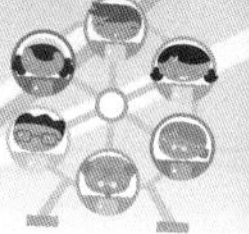

第五節 精選考題與解析

壹、選擇題

1. 關於全民健保的醫療給付項目，包含哪些項目？

(1)醫療服務

(2)藥事服務

(3)預防保健服務

(4)以上皆是

解答：【4】

2. 關於全民健保的不給付項目，包含哪些項目？

(1)醫師指示用藥

(2)指定醫師費用

(3)病房費差額

(4)膳食費

(5)以上皆是

解答：【5】

3. 關於現行全民健保的部分負擔項目，何者有誤？

(1)高診次部分負擔

(2)門診部分負擔

(3)藥品部分負擔
(4)住院部分負擔

解答：【1】

4. 關於現行全民健保制度下，哪一種情況可以免除所有部分負擔？
(1)百歲人瑞
(2)接受牙醫醫療服務
(3)實施復健治療
(4)以重大傷病或職業傷病就醫

解答：【1】【4】

貳、簡答題與計算題

1. 小莉在聯邦銀行工作，薪資為5.3萬，女兒小英為其健保的眷屬，請計算每月小莉應扣繳之一般健保保費？
參考解答：
53,000 × 4.69% × 30% × (1+1) = 1,492元

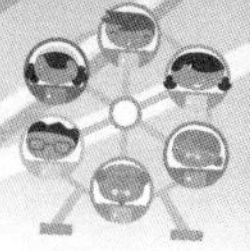

2. 延續上題，請計算每月聯邦銀行應為小莉負擔之健保保費？

參考解答：

53,000 × 4.69% × 60% × (1+0.61) = 2, 401元

3. 請問全民健保有哪些部分負擔項目？

參考解答：

(1) 全民健保之門診部分負擔：

a.全民健保門診部分負擔金額為50~450元。

b.急診、直接到醫學中心或區域醫院之部分負擔費用較高。

c.前往診所或地區醫院就醫或透過轉診就醫之部分負擔費用較低。

d.一般基層診所部分負擔為50元。

(2)全民健保之住院部分負擔：急性病房住院30天內，部分負擔10%之住院費用。慢性病房住院30天內，部分負擔5%之住院費用。

(3)門診藥品部分負擔：0~200元。

(4)門診復健（含中醫傷科）部分負擔：同一療程自第2次起，每次須部分負擔50元。

4. 請說明何謂總額支付制度？

參考解答：

總額支付制度，指付費者與醫療服務提供者，就特定範圍的醫療服務，如牙醫、中醫、西醫服務等預先以協商方式，訂定未來一年內之健康保險醫療服務總支出或預算總額，以支付後續醫療服務並藉以維持財務收支平衡的一種醫療費用支付制度。

5. 請說明何謂診斷關聯群制度DRGs？

參考解答：

診斷關聯群DRGs是將同一類疾病且要採取類似治療的疾病分在同一組，再依病人的年齡、性別、有無合併症或併發症、出院狀況等再細分，並將同分組的疾病，依過去醫界提供服務之數據為基礎，計算未來健保署應給付醫院之費用額度。

參、問答題

一、全民健保補充保險費之扣繳項目包含哪些？請說明其範圍與扣收門檻？

參考解答：

民眾擁有以下六項特定收入時，必須由扣費義務人額外扣取補充保險費，補充保險費費率為收入的1.91%。

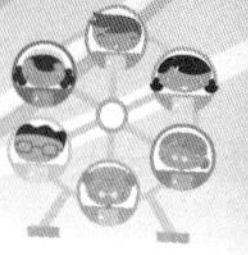

項　目		摘要	扣收門檻
1.	全年累計超過投保金額4倍部分的獎金	年終獎金、季獎金、三節獎金、董監事紅利等	無
2.	兼職薪資所得	兼職人員的薪資所得	單次給付達基本工資：104年7月為20,008元
3.	執行業務收入	在其他單位賺取的執行業務收入	20,000元/次
4.	股利所得	投資股票領到的現金股利與股票股利	20,000元/次
5.	利息所得	台幣存款與外幣存款的利息、債券配息與票券配息	20,000元/次
6.	租金收入	個人出租不動產給公司或機構的租金收入	20,000元/次

二、請問全民健保有哪些除外不保項目？請列舉7項。

參考解答：

1. 藥癮治療、美容外科手術、非外傷治療性齒列矯正、預防性手術、人工協助生殖技術、變性手術。
2. 成藥、醫師藥師藥劑生指示藥品。
3. 指定醫師、特別護士及護理師。
4. 但因緊急傷病經醫師診斷認為必要之輸血，不在此限。

5. 日間住院。
6. 管灌飲食以外之膳食、病房費差額。
7. 病人交通、掛號、證明文件。
8. 義齒、義眼、眼鏡、助聽器、輪椅、拐杖及其他非具積極治療性之裝具。

三、針對失能失智被保險人，請說明台灣長期照顧保險制度的保險給付項目包含哪些？

參考解答：

長期照護保險制度主要透過中央健保署支付特約長期照護機構照護費用並由長期照護機構提供被保險人相關照護服務的模式，給予失能者相關照護服務，列舉保險給付項目如下：

1.身體照顧服務
2.家務服務
3.安全看視服務
4.護理服務
5.生活自立或復健訓練服務
6.輔具服務
7.居家無障礙空間規劃或修繕服務
8.交通接送服務等

四、針對家庭照顧者，請說明台灣長期照顧保險制度的保險

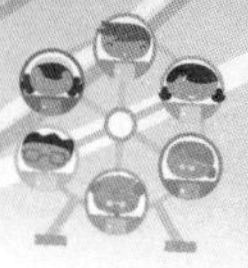

給付項目包含哪些？

參考解答：

對於家庭照顧者，也就是在家照顧家中失能失智者的照顧人員，長期照護保險也提供以下的支持服務：

1.喘息服務

2.照顧訓練服務

3.照顧諮詢服務

4.關懷訪視服務

5.照顧者津貼

五、請說明長期照護保險之部分負擔制度與除外不保項目概況？

參考解答：

1. 部分負擔制：被保險人需要自行負擔長期照護服務費用之15%。
2. 除外不保事項：
   (1)膳食費。
   (2)住宿費。
   (3)證明文件費。
   (4)已由全民健康保險取得之給付或依其他法令已由各級政府負擔之費用或服務。
   (5)其他經主管機關公告者。

六、請問長期照顧保險制度，對於被保險人之失能失智之資格條件有何規定？

參考解答：

失能之保險對象指身體或心智功能部分或全部喪失，持續已達或預期達六個月以上者，經評估其日常生活有由他人照顧之需要。

資料來源：考題來源包含理財規劃人員保險相關考題、人身保險代理人保險相關考題、壽險管理學會保險相關考題或作者自編或修訂而來。

第五章 勞工保險與職業災害保險給付要點與個案範例

第一節　勞工保險與職業災害保險投保要點

第二節　勞工保險與職業災害保險給付項目與通則

第三節　傷病給付與生育給付請領要點與個案

第四節　失能年金或失能一次給付請領要點與個案

第五節　遺屬年金與喪葬給付請領要點與個案

第六節　勞保給付申領表格範例

第七節　就業保險與國民年金保險給付請領個案

第八節　精選考題與解析

- 我生小孩了，可以請領多少生育給付？
- 我生病了，可以請領多少傷病給付？
- 我器官切除或意外殘廢，可以請領那些失能給付或失能年金？
- 我發生職業傷害或職業病了，有哪些給付可以請領？
- 我突然昏睡到下輩子，遺族可以請領那些遺屬給付或喪葬給付？

第一節 勞工保險與職業災害保險投保要點[26]

一、投保薪資

年滿15歲以上，65歲以下之勞工，應以其雇主或所屬團體或所屬機構為投保單位，參加勞工保險。勞工保險承保的普通事故，包含老年、生育、傷病、失能、身故等人身事故；職業災害保險則承保執行職務或上下班途中所造成的職業傷害或職業病，包含傷病、失能、身故等人身事故。列舉相關給付要點如下：

1. 勞工保險的投保薪資最高為43,900元，依照勞工保險投保薪資分級表之投保金額投保；事故發生時，未來依照平均投保薪資給付各項勞工保險給付。
2. 勞工同時受雇於2個以上的投保單位時，若連續加保超過30日，可以合併計算投保薪資，但最高以43,900為限。
3. 職業災害保險單獨立法後，職災保險法最高投保薪資將提高[27]。

二、勞工保險與職業災害保險之保費負擔比例

1. 有一定雇主的勞工：

---

26 職業災害保險單獨立法是未來趨勢，因此本書以勞保（普通事故）與職業災害保險二項保險制度之概念撰寫。

27 依照勞動部法規草案，預計調為 57,800 元。

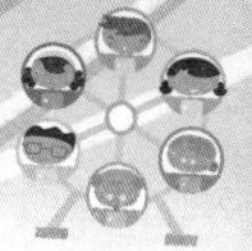

(1)勞保普通事故保費：雇主負擔70%；勞工負擔20%；政府負擔10%。

(2)職業災害保險保費：100% 由雇主負擔保費。

2. 無一定雇主或自營作業而參加職業工會勞工：

(1)勞保普通事故保費：勞工負擔60%；政府負擔40%。

(2)職業災害保險保費：勞工負擔60%；政府負擔40%。

3. 職業災害保險保險費率分為行業別災害費率及上、下班災害費率。行業別災害費率隨產業職災風險高低而制定差別費率；上、下班災害費率，各產業之費率都相同，並未有差別。為鼓勵中大型企業強化災害控制、災害預防與抑制，針對僱用員工達70人以上之投保單位，該企業的保險費率隨過去三年的理賠率(實績率)調整。

小叮嚀：

- 欠繳保險費仍可領取保險給付，但需補繳或扣除欠繳保費與滯納金，滯納金每日加徵，最高金額為應繳納保費金額之20%。
- 被保險人應有實際從事工作事實，企業組織並有人事薪資證明，才具有勞保投保身分，也才具有被保險人資格，並享有勞保保障[28]。

28 勞保為職業保險，而非國民保險。

- 被保險人領取勞保老年給付或公教人員保險老年給付後，仍然繼續受雇工作，可以繼續投保職業災害保險。
- 勞工保險、職業災害保險、就業保險與國民年金保險的投保作業，一併由勞保局辦理。
- 依勞工保險條例，以詐欺或其他不正當行為請領保險給付，除處2倍罰鍰外，並應受損害賠償請求與負擔刑事責任。
- 被保險人請領老年給付、死亡給付、完全失能給付或累積失能給付達第1級(1,200日)，勞工保險契約效力終止。

三、平均月投保薪資之計算方式

1. 年金給付及老年一次金給付：包含遺屬年金、老年年金、(全部)失能年金與老年一次給付等。
   (1)依照被保險人加保期間最高六十個月的月投保薪資平均計算(104年)。
   (2)參加保險未滿五年者，依照實際投保期間內的月投保薪資平均計算。
   (3)擁有勞保舊制年資(在98年前已投保勞保勞工)：依照退保(申領給付)當月起算前三年的月投保薪資平均計算。
2. 其他現金給付及一次給付項目：包含傷病給付、失能或死亡給付、生育給付、喪葬給付等。
   (1)按被保險人發生保險事故之前六個月平均月投保薪資計算[29]。

29 自事故發生當月起算，亦即涵蓋事故當月起算六個月的平均投保薪資。

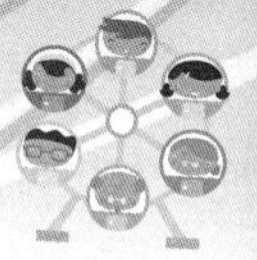

(2)以日為給付單位的項目，例如：生育給付、傷病給付或部分失能給付，以平均月投保薪資除以三十計算。

第二節 勞工保險與職業災害保險給付項目與通則

一、勞工保險與職業災害保險給付項目

1. 勞保普通事故保險給付項目：生育、老年、傷病、失能及死亡等給付，包含老年給付、生育給付、傷病給付、失能年金或失能一次給付、遺屬年金或遺屬一次給付、喪葬給付等。
2. 職業災害保險給付項目：傷病、失能、死亡等給付，包含傷病給付、醫療給付、失能年金或失能一次給付、遺屬年金或遺屬一次給付、喪葬給付與失蹤期間給付等。

二、給付通則

1. 基於不重複保障原則並避免浪費資源，被保險人或其受益人符合失能年金、老年年金或遺屬年金條件時，應擇一請領。
2. 同一種保險給付，不得因同一事故而重複請領給付。例如本人喪葬給付與家屬喪葬給付不得重複請領，且

限一人請領。

3. 擁有舊制年資的勞工(在98年以前已投保勞保)，可擇優選擇請領一次給付或年金給付，但勞保局核付後就不得變更或反悔。
4. 請領年金給付後，消費者物價指數累計成長率達正負百分之五時，給付金額依該成長率調整。
5. 被保險人在保險效力有效期間發生保險事故者，被保險人或其受益人才能依規定請領保險給付；若已經退保或非保險有效期間內發生事故，就無法申領相關給付。
6. 被保險人或受益人領取各種保險給付之權利，不得讓與、抵銷、扣押或供擔保。
7. 勞工保險給付鼓勵採匯款方式，少數民眾也採支票支付。另外被保險人或受益人請領年金給付時，可在金融機構開立專戶，專供存入年金給付之用，以避免資金被扣押、擔保或強制執行。
8. 經勞保局核定後，保險給付應在15日內給付；年金給付應於次月底前給付。如果勞保局逾期給付，應加計利息給被保險人或受益人。

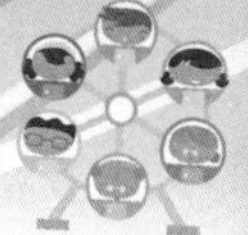

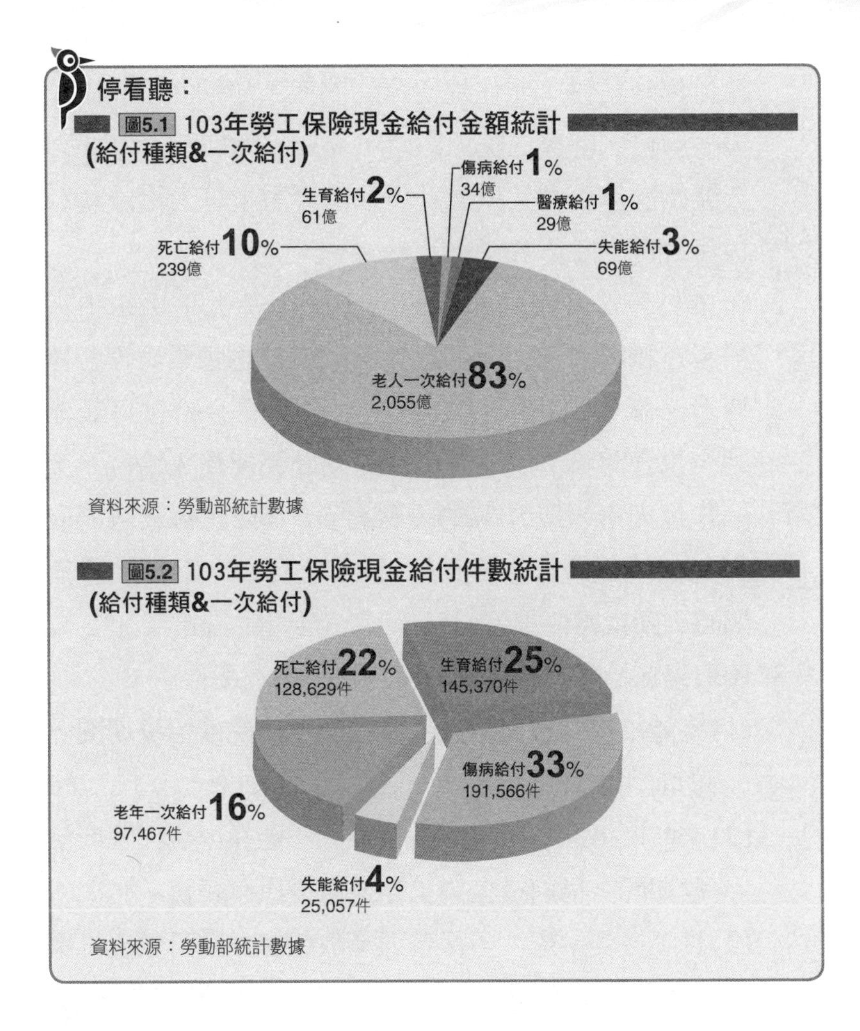

第三節 勞保傷病給付與生育給付請領要點與個案

一、傷病給付請領要點

1. 勞保普通事故保險傷病給付依據被保險人的住院天數

給付傷病給付；非住院治療期間或工作期間不能請領傷病給付。計算住院天數時，需要扣除前3天，從第4天開始計算；而且只能針對住院天數，每天給付50%投保薪資，最多給付一年。

2. 職業災害保險傷病事故包含勞工因為上下班途中車禍、在職場或公出發生意外事故或罹患職業病等各種情形。職業傷病給付依照「治療期間」給付日額津貼，包含門診治療期間與住院期間都能納入給付。第一年每天可領取70%的投保薪資，第2年每天可領取50%的投保薪資；最長給付2年。另外，計算治療期間時，同樣需要扣除前3天，從第4天開始計算。
3. 領取傷病給付，必須同時符合以下三大要件：
   (1) 不能工作：被保險人不能在傷病住院或治療期間，仍前往企業工作。
   (2) 未能取得原有薪資：被保險人不能在傷病住院或治療期間，仍前往企業工作並取得原有薪資。
   (3) 實際接受治療：勞保普通事故依據住院日數支付傷病給付；職業災害保險則依據住院治療與門診治療期間支付傷病給付。
4. 請領傷病給付應備文件：必須填寫傷病給付申請書檢附傷病診斷書；診斷書由醫師填寫，並註明住院、門診期間與傷病症狀及處置。
5. 勞工傷病痊癒或傷勢轉輕恢復工作或已經終止治療，

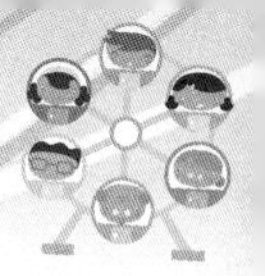

傷病給付支付至工作日之前一日。

二、傷病給付請領要點

1. 勞工保險與商業醫療保險不同，勞工保險給付不因既往症或帶病投保而不予給付。
2. 傷病給付按日計算，建議以15日為一期，分批向勞保局申請。
3. 休養期間而未接受實際治療，就不能申請傷病給付。請領傷病給付的金額，採取日額給付，而非實支實付補償，所以給付金額與自付醫療費用無關。
4. 勞工已退職且領取老年給付，未來罹患疾病或發生意外，不得再請領傷病給付等各項給付。
5. 領取傷病給付請求權，自得請領之日起，因5年不行使而消滅。
6. 被保險人發生保險事故，於其請領傷病給付或住院醫療給付未能領取薪資或喪失收入期間，得免繳被保險人負擔部分之保險費；免繳保險費期間之年資可以累計計算。
7. 若被保險人已領滿2年的職災保險傷病給付，之後復原並恢復工作；一段時間後又發生職災事故，而且症狀或部位不同，仍得請領職災傷病給付。
8. 被保險人已取得原有薪資或報酬，不得請領傷病給付，但若被保險人請特休假、排休、彈性假、輪休假與加班補休，不視為已取得原有薪資或報酬，還是可以請領傷病給付。[30]

三、生育給付要點

1. 女性被保險人分娩當月起，女性被保險人生育1位小孩，可請領2個月的平均月投保薪資；女性被保險人生育雙胞胎，可請領4個月的平均月投保薪資。
2. 平均月投保薪資依據生育當月起算前6個月之月投保薪資平均計算。

四、傷病給付請領實務個案

案例：勞工小輝中午在公司午休後上廁所不慎滑倒受傷住院，小輝除了可向壽險公司申請理賠外，還可以申請哪些勞保給付？另外，小輝半年前因為盲腸炎住院，可不可以申請勞保給付？有哪些事項需要注意的呢？

勞工因為普通事故就醫(非職災事故)，傷病給付依照「住院天數」給付日額津貼；「門診治療期間」不能納入計算。另外，計算住院天數時，需要扣除前3天，從第4天開始計算，最多給付365天。普通傷病給付金額為50%的

30 被保險人雖因傷病無法工作，但仍取得部分薪資或報酬，僅能請領部分傷病給付。

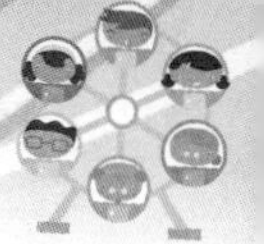

平均日投保薪資乘上住院天數。

勞工因為職業傷病事故，諸如上下班途中車禍、在職場或公出發生意外事故或罹患職業病等各種職業災害事故而就醫。此時，職業傷病給付依照「治療期間」給付日額津貼，包含門診治療期間與住院期間都能納入給付。第一年治療期間可領取70%的日投保薪資，第2年治療期間可領取50%的日投保薪資。另外，計算治療期間時，同樣需要扣除前3天，從第4天開始計算。

假設小輝投保薪資42,000元，住院10天，出院後30天內例行每週前往醫院接受門診治療，小輝可以申領的傷病給付摘列如下表：

給付項目	給付摘要	預估領取金額
勞工保險普通事故給付	●只能針對住院天數給付50%的日投保薪資。 ●前3天不計。	●平均每日投保薪資 × 50% × 住院天數(扣除3天) ●可領取4,900元 (42,000/30×50%×7)
職業災害保險職業傷病給付	●門診治療期間與住院治療期間都能給付。 ●首年給付70%的日投保薪資。 ●前3天不計。	●平均每日投保薪資 × 70% × 治療天數(扣除3天) ●可領取36,260元 (42,000/30×70%×37)

●如果有發生殘廢失能情況，經治療後症狀穩定後可另外申請勞保失能給付。

所以，小輝中午在公司午休後上廁所不慎滑倒受傷就醫，符合職業災害保險的職業傷害規範，小輝得以職災身分就醫，免除所有健保部分負擔，而且可以依照治療期間扣除三天後之天數申領傷病給付。另外，小輝因為盲腸炎住院，屬於勞保普通事故，只能依照實際住院期間扣除三天後之天數請領傷病給付。

第四節 失能年金或失能一次給付請領要點與個案

一、勞保普通事故的失能給付請領要點

1. 被保險人由於意外傷害或疾病而導致殘廢失能事故，可區分為失去部分工作能力(部分失能)與終身無工作能力(完全失能)兩種情況，例如因車禍、職業病、癌症或癱瘓而造成殘廢失能、肢體缺失或器官功能缺失等情況。

   部分失能可申領一次失能給付，失能給付金額依照失能給付項目表給付。另外，若完全失能被保險人則可申領失能年金。失能年金給付或失能一次給付需要被保險人經過一段合理治療期間後，才可以申請，合理治療期間因疾病而有差異，約為半年~2年[31]，而且需

31 眼、耳、鼻、四肢之機能永久失能，許多失能項目並無合理治療期間，只載明治療後症狀穩定即可申領給付。

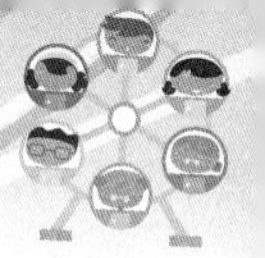

要治療後症狀穩定，經專科醫師診斷為永久失能。

(1)部分失能：依勞保失能給付標準表之失能等級及標準，一次給付失能補助費，區分為15級221項，第1級給付1,200天的日投保薪資；第15級給付30天的日投保薪資。

a. 同一種疾病，例如肝硬化或軀幹失能，可以申請的失能給付有許多等級，端視個案嚴重程度而定。

b. 同一部位身體障害之定義：是否屬於同一部位的障害依照失能給付標準表的分類標準判定。例如：右手手指殘缺與左足足指殘缺屬於不同部位；右手上肢腕關節以上缺失與以下缺失，屬於同一部位殘廢障害。

c. 若符合勞保失能給付標準表之任何兩個項目以上者，則按照較高的失能等級給付。

(2)完全失能(終身無工作能力)：

a. 可領取之每月失能年金金額=平均月投保薪資×1.55%×年資（104年最低領取金額為4,000元）。

b. 眷屬補助：有符合資格的配偶或子女，每1人加發25%，最多50%。

c. 如果被保險人在98年之前就已經參加勞工保

險，符合終身無工作能力狀態時，除了請領失能年金外，也可以擇優選擇勞保的一次殘廢給付，得請領金額為1,200天的平均日投保薪資。

d. 失能給付表共約221項，需要失能給付標準表的失能狀態欄載明「終身無工作能力」的項目(共有20項)，才能申請失能年金；原則上其他201項的失能項目都只能請領一次失能給付，無法請領失能年金。[32]另外，經審定失能程度符合1~6級，並經個別化專業評估工作能力減損達七成以上且無法從事工作者，也能請領失能年金。

e. 被保險人符合終身無工作能力，可領取失能年金，但勞保局隨即辦理退保，未來不得再領取其他年金或保險給付。[33]

二、職業災害事故的失能年金或失能一次給付

32 102 年 8 月起經審定失能程度符合 1~6 級，並經個別化專業評估工作能力減損達七成以上且無法從事工作者，也能請領失能年金。為加強作業嚴謹與控管，勞動部並於 104 年 9 月修訂失能給付標準。

33 被保險人發生終身永久失能事故，請領失能年金後，若失能程度改善，失能年金就會停發，改依照較輕微的失能等級，給付失能一次給付。被保險人在 98 年以前就參加勞保，已領取失能年金後身故，遺屬除可領取遺屬年金外，也可以選擇一次請領失能給付，但須扣除已領的失能年金金額。

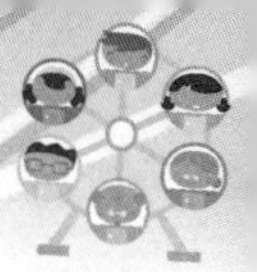

勞工因職災事故而部分失能，可以依照勞保普通事故標準加計50%請領失能一次給付；若符合終身無工作能力，則除了領取失能年金外，再多發20個月的「職災失能一次給付」。分項列述於後：

1. 部分失能(殘廢)：依失能給付標準表之失能等級及標準乘上1.5計算失能給付金額，所以第1級給付1,800天的日投保薪資；第15級給付45天的日投保薪資。
2. 永久失能(終身無工作能力)：除每月可以領取失能年金外，另加給20個月的「職災失能一次給付」。如果被保險人在98年之前就已經參加勞工保險，發生完全失能時，也可以擇優選擇勞保舊制(98年之前)的一次殘廢給付，一次領取1,800天(60個月)的平均日投保薪資。

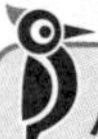

小範例：

- 小莉的保險年資20年又6個多月，平均月投保薪資32,000元，若發生永久失能事故，請問每月可領取多少金額的失能年金？若小莉因職災事故身故，可以多領多少錢？
  32,000×(20+7/12)×1.55% ＝10,208元
- 小莉有未成年子女2人，保險年資20年又6個多月，平均月投保薪資32,000元，每月年金金額：
  32,000×(20+7/12)×1.55% ×(1＋25%×2) ＝15,312元
- 如其為職災事故，再加發職災失能一次給付：32,000×20個月＝64萬元

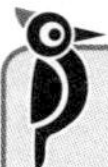

小叮嚀：

- 被保險人領取失能年金給付後，勞保局至少每五年將會重新審核失能被保險人的失能程度。
- 被保險人累計領取給付達第1級或已領取第1級的一次給付後，若未來恢復工作能力而繼續工作，被保險人之工作年資需要重新計算。但是如果被保險人只領取其他等級(2~15等級)的失能一次給付或失能年金給付，不須歸零重新計算勞保年資。
- 被保險人之身體原先已局部失能，已請領部分失能給付；後來被保險人符合失能年金給付條件，並請領失能年金給付，被保險人每月只能領取失能年金給付金額的80%，直到累計每月少領的20%扣減金額超過已經領取的失能一次給付金額的一半後，被保險人才可恢復100%的每月失能年金領取金額。
- 已經請領部分失能一次給付，隨後符合老年年金或老年一次金給付，並不需要扣除已領取部分的失能給付。但若符合終身永久失能而領取失能給付後，就不得請領老年給付了。
- 配偶若欲領取失能年金給付的眷屬津貼，必須婚姻存續超過1年，因此配偶符合資格該月，才能申請加發眷屬補助。此外眷屬請領眷屬補助增加25%時，需要眷屬未領取其他年金給付。
- 勞保被保險人洗腎、職業性下背痛(骨刺)、罹患脊椎疾病、更換人工關節、因車禍撞斷牙齒、切除子宮或其他臟器、燒燙傷或臉上遺存疤痕等狀況，若符合失能標準並經醫療院所開具失能診斷書與給付申請書等文件，即可申請失能給付。
- 被保險人已一次領取普通失能給付，之後選擇一次請領職業病失能給付時，應扣除原已領取之給付日數。〔給付金額＝平均日投保薪資×（職業病失能給付日數-原已領取普通失能給付日數)〕
- 被保險人已一次領取普通失能給付，之後選擇請領職業病

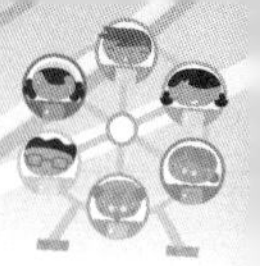

失能年金，除可請領失能年金外，應另發給20個月職業病失能給付，但須扣除原已領取給付金額之半數；如果不足扣除時，則按月發給失能年金給付金額之百分之八十，至原已領取給付金額之半數扣減完畢為止。〔給付金額＝失能年金＋（二十個月職業病失能補償一次金-原已領取普通失能給付金額之半數)〕

三、失能給付請領實務個案

案例：小輝因為旅遊意外車禍而全身癱瘓，請問他的家人可以請領哪些勞工保險給付？若小輝在上下班途中因意外車禍而全身癱瘓，請問他可以請領哪些職業災害保險給付？

被保險人若因為普通事故發生部分殘廢或失能，可領取一次給付的失能給付，依照失能項目等級表請領。被保險人若完全失能，則可請領失能年金給付。如果在98年之前就已經參加勞工保險，除選擇失能年金外，也可以擇優選擇1,200日的日投保薪資。

就小輝來說，因為旅遊意外車禍而全身癱瘓，而且經過治療後症狀無法改善，經醫師診斷為終身無工作能力。此時，小輝的家屬可填寫勞保傷病給付申請書並附上醫師診斷證明書，在1年內住院可獲得一半的投保薪資給付。

然後經過半年治療後，如果小輝仍然失能症狀固定無法改善，小輝的家屬可以填寫勞保失能保險給付申請書並附上醫師診斷證明文件，即可為小輝申請失能年金給付。失能年金給付金額為平均投保薪資×年資×替代率(1.55%)；如果配偶或子女符合資格要求，還可以再增加年金給付金額的25%或50%。由於小輝已投保勞工保險多年，因此也可以考慮選擇一次領取1,200日的日投保薪資。小輝最近5年的勞保投保薪資都是30,300，工作年資已經30年，逐一列舉各項勞保給付如下：

項目		保障摘要	金額
傷病給付		第4天起，可申請傷病給付，每天金額為： 50% × 平均投保薪資 ÷ 30	1年共申請184,325元 (可每半個月申請1次)
失能年金		每月可領取失能年金： 30,300 × 1.55% × 30	14,090元 (每月)
選擇一	失能年金(加計眷屬津貼)	假設劉太太年滿45歲且收入低、子女已成年，失能年金增給25%	17,613元 (每月)
選擇二	一次殘廢給付	日投保薪資 × 失能殘廢表所載日數	121.2萬

若小輝在上下班途中因意外車禍而全身癱瘓，屬於職業傷病，保障金額與範圍較廣且較高。小輝在住院期間與治療期間都可以請領傷病給付，第一年治療期間可以請領70%的日投保薪資、第二年可以請領50%的日投保薪資。另外，小輝可以選擇申領失能年金每月17,613元，並額

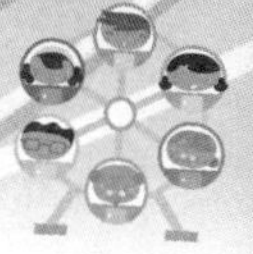

外領取20個月投保薪資的職災失能一次給付(60.6萬)。此外，小輝也可以選擇領取失能一次給付，金額為181.8萬元。

貼心小叮嚀：

1.選擇失能年金後，未來小輝身故，他的配偶、子女或其他遺族，可以申請遺屬年金給付，遺屬年金給付金額為原來領取的失能年金金額的一半。
2.勞工如果因為上下班途中發生車禍或職業傷病而就醫、失能或身故，可申領的保險給付金額與範圍較廣且金額較高，民眾可別忽略自身的職災權益。

第五節 遺屬年金與喪葬給付請領要點與個案

一、勞保普通事故之遺屬年金請領要點

1. 被保險人身故，遺有「符合條件」的配偶、子女、父母、祖父母、受其撫養的子女或兄弟姊妹，可領取遺屬年金；領取標準與方式如下：

   (1)保險期間內身故，每月給付遺屬年金=平均月投保薪資×1.55％×年資（104年最低領取金額為3,000元）。

   (2)已請領失能年金或老年年金，一段期間後死亡：依原領取之失能年金或老年年金金額的半數發給。

   (3)遺屬津貼加計：遺有符合資格的配偶子女等遺屬，

合計2人可加發25%，達3人加發50%。

2. 如果被保險人在98年之前就已經參加勞工保險，發生身故事故時，可以擇優選擇勞保舊制(98年之前)的遺屬一次給付，依勞保舊制規定給付30個月的平均月投保薪資。

二、職業災害事故之遺屬年金請領要點

被保險人因為職業傷病事故包含勞工因為上下班途中車禍、在職場或公出發生意外事故或罹患職業病等各種情形而身故，可選擇遺屬年金或依照勞保舊制選擇一次給付。若選擇遺屬年金，並另發給10個月的職災死亡一次給付；因此領取金額如下：

1. 保險期間內身故，每月給付遺屬年金：平均月投保薪資×1.55%×年資，另外加上10個月的職災死亡一次給付。
2. 如果被保險人在98年之前就已經參加勞工保險，發生身故事故時，可以擇優選擇勞保舊制(98年之前)的遺屬一次給付，給付金額為40個月的平均投保薪資。

三、遺屬年金給付請領要點

1. 萬一投保單位有歇業、破產或類似情形，被保險人、受益人或支出殯葬費者，可自行向勞保局申請相關給付，不須透過投保公司或公會申請。

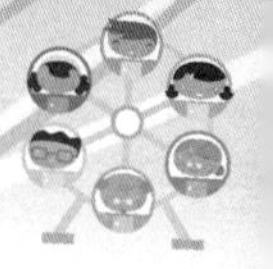

2. 遺屬具有受領二個以上遺屬年金給付之資格時，應擇一請領。
3. 遺屬年金或死亡一次給付的受領遺屬順序：
   (1)配偶及子女
   (2)父母
   (3)祖父母
   (4)受扶養之孫子女
   (5)受扶養之兄弟姊妹
4. 第1順序之遺屬全部不符合請領條件，或有下列情形之一且無同順序遺屬符合請領條件時，第2順序之遺屬得請領遺屬年金給付：
   (1)在請領遺屬年金給付期間死亡。
   (2)行蹤不明或於國外。
   (3)提出放棄請領書。
   (4)符合請領條件起一年內未提出請領者。

小範例：

小輝在加保期間因為職災死亡，遺有未成年兒子1人，保險年資25年又4個多月，平均月投保薪資33,000元。

- 每月遺屬年金金額=33,000×(25+5/12)×1.55％ ＝13,001元
- 再加發職災死亡一次給付=33,000×10個月＝33萬元

小輝退休後領取老年年金一陣子了，保險年資25年又4個多月，平均月投保薪資33,000元，突然在70歲時因意外車禍死亡，遺有未成年親屬1人，請問他的遺屬可以改領多少金額的遺屬年金。

●每月老年年金金額=33,000×(25+5/12)×1.55% = 13,001元
●改領每月遺屬年金金額=13,001×50%=6,501元

四、喪葬給付請領要點

喪葬給付可以就本人喪葬給付與眷屬死亡給付，二者擇優領取。另外，被保險人的勞工保險可能因為已經領取失能年金或老年年金等原因而終止或退保，因而無法領取喪葬給付，此時可由投保薪資較高的眷屬，以眷屬死亡給付方式申領給付。

1. 本人喪葬給付：被保險人可請領金額為平均月投保薪資的5倍。
2. 眷屬死亡給付：
   (1)被保險人的父母或配偶身故：3個月
   (2)被保險人的子女身故：若子女未滿12歲身故，給付1.5個月；子女年滿12歲身故，給付2.5個月。

小叮嚀：
1. 遺屬年金的受益人，可以從提出請領日起追溯補發5年內得請領的年金給付金額。
2. 被保險人已投保勞保多年，遺屬申請遺屬給付時可以擇優選擇遺屬年金或遺屬一次給付。如果選擇遺屬一次給付，因普通事故身故共可請領35個月的遺屬一次給付(加計5個月的喪葬給付)，因職業災害身故共可請領45個月的遺屬一次給付(加計5個月的喪葬給付)。

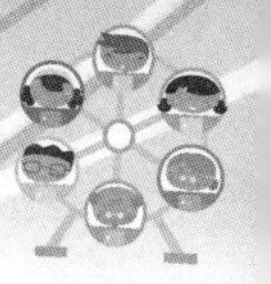

五、遺屬年金與喪葬給付請領實務個案

案例：小莉因為交通意外而身故，請問勞工保險給付未來可提供她的遺屬多少金額的生活津貼？請問在上下班途中因意外車禍而身故，她的家人可以請領哪些給付？

就小莉案例來說，假設她最近5年的投保薪資都是31,000元，身故時年資達17年，遺留先生與兒子1人(8歲)。她先生年齡55歲、工作正常且薪水穩定合理，此時她的先生與兒子符合遺屬年金第一順位的領取資格，可申領遺屬年金；遺屬年金給付金額=平均投保薪資x年資x替代率(1.55%)。由於符合第一順位請領資格人數超過1人，因此可以增加25%的年金給付金額。其次，由於小莉在98年以前就投保勞工保險，因此也可以選擇舊制的遺屬一次給付，一次給付金額則是30個月的投保薪資。列表說明如下：

	項目	金額
選擇一	遺屬年金	31,000 × 1.55% × 17 = 8,169元(每月)
	遺屬年金加計1位眷屬津貼	10,211元(每月)
選擇二	遺屬津貼一次給付	30個月的投保薪資=930,000
初步建議	假設子女年幼(≦ 10歲)：建議領取遺屬年金，因為遺屬年金可領取到子女全部成年(20歲)。	

*可額外領取喪葬給付，給付標準為5個月的投保薪資共15.5萬。
*配偶＋1位未成年子女，增給25%。

最後，如果因為職業災害身故，遺屬除了可以請領遺屬年金(10,211元)與喪葬給付(15.5萬)外，還可再額外領取一次給付10個月的投保薪資(31萬)。另外遺屬也可選擇一次請領45個月的投保薪資，金額為139.5萬。

六、勞保給付請領實務個案

案例：小莉透過職業工會加保勞工保險；因罹患胃癌而住院20天進行胃切除手術。另外小莉年滿60歲時開始請領老年年金，64歲因病身故。請問就本個案來說，可申請哪些給付呢？

假設小莉平均月投保薪資為30,000元，她的先生平均月投保薪資為43,900，共住院10天。小莉身故後，先生年滿65歲而且並未領取其他勞保年金給付，她的子女也都成年且有穩定收入；摘要列表說明小莉與家人可能領取的勞保給付如後：

1. 住院期間可申領傷病給付：依照住院天數給付50%的日投保薪資，最多給付一年。計算住院天數時，需要扣除前3天，從第4天開始計算。小莉可請領金額為8,500元((30,000/30)×50%×17)。
2. 失能給付：胃切除後經醫師開立失能診斷書後，可申領失能一次給付，金額為100天的日投保薪資（失能等級為第12級）。小莉可請領金額為(30,000/30)×100=100,000。

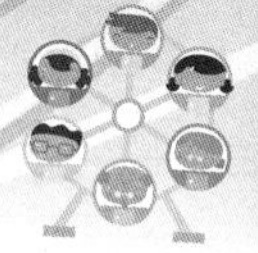

3. 老年年金給付：若干年後小莉年滿60歲，符合勞工保險老年年金領取條件時，可以選擇請領月退休金；領取金額計算公式為平均月投保薪資×年資×1.55%。小莉每月可領取金額為30,000×(1.55%)×30=13,950。
4. 遺屬年金給付：當小莉64歲身故時，若子女未成年或配偶年紀高於55歲且未領取勞保年金，就可以申領遺屬年金；領取金額為小莉先前每月領取的老年年金金額的一半，104年最低領取金額為3,000元。小莉的先生每月可領取金額為13,950 × 0.5 =6,975。
5. 家屬喪葬給付：配偶或子女可申請眷屬喪葬給付3個月，建議由勞保投保薪資較高的親屬申請，可申領的金額最高。小莉的先生可領取的喪葬給付=投保薪資×3個月=131,700。[34]

小叮嚀：

- 為避免申請給付時因勞保局認定投保不實而遭拒賠，民眾若透過職業工會投保，應該挑選與從事的職業或職務密切相關的職業工會。
- 若符合全民健保重大傷病，可以免除健保部分負擔費用，請留意！

34 被保險人已請領老年年金或失能年金後身故，就無法請領喪葬給付。遺屬年金可以提出追溯補發 5 年內得領取的所有給付。本個案家屬也可以選擇一次請領遺屬給付 (30 個月)、但須扣除已領取的年金總額。

停看聽：

勞工保險普通事故與職業災害保險給付摘要(104年)

一、勞工保險普通事故給付要點

1.生育給付：依照母親的平均月投保薪資乘上2個月給付，雙胞胎則給付4個月的生育給付。

2.傷病給付：住院第4天起算，依住院日數，按日給付50%之日投保薪資，最長1年。

3.遺屬年金：

(1)保險期間內身故，每月給付遺屬年金：平均月投保薪資×1.55%×年資（最低3,000元）。

(2)已請領失能年金或老年年金，一段期間後死亡：依原領取之失能年金或老年年金金額的半數發給。

(3)眷屬補助：有符合資格的配偶或子女，每多1人可加發25%，最多加發50%。

(4)如果被保險人在98年之前就已經參加勞工保險，發生身故事故時，可以擇優選擇勞保舊制(98年之前)的身故給付。依勞保舊制規定，給付金額為30個月的平均投保薪資。

4.喪葬給付：本人喪葬給付與眷屬死亡給付，二者擇優選擇。

(1)本人喪葬給付：5個月。

(2)眷屬死亡給付：

a.被保險人的父母或配偶身故：3個月。

b.被保險人的子女身故：子女未滿12歲身故，給付1.5個月的平均月投保薪資；子女年滿12歲身故，給付2.5個月的平均月投保薪資。

5.失能年金或失能一次給付

(1)部分失能(殘廢)：依失能等級及標準一次給付失能補助費；可以依失能等級領取30天~1,200的日投保薪資。

(2)完全失能(終身無工作能力)：可領取之每月失能年金金額如下：

a.平均月投保薪資×1.55%×年資（最低4,000元）。

b.眷屬補助：有符合資格的配偶或子女，每1人加發

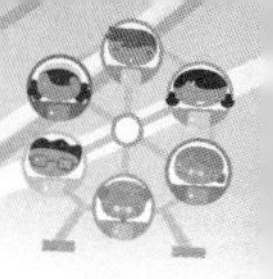

25%，最多50%。

c.如果被保險人在98年之前就已經參加勞工保險，發生終身失能時，可以擇優選擇勞保舊制(98年之前)的一次殘廢給付(金額為1,200天的日投保薪資)。

二、職業災害保險給付要點

1.傷病給付：職業傷病給付依照「治療期間」給付日額津貼，包含門診治療期間與住院期間都能納入給付。第一年每天可領取70%的投保薪資，第2年每天可領取50%的投保薪資；最長給付2年。

2.遺屬年金或遺屬一次給付：

保險期間內身故，每月給付遺屬年金：平均月投保薪資×1.55%×年資，另外加上10個月的「職災身故一次給付」。如果被保險人在98年之前就已經參加勞工保險，被保險人身故時，家屬可以擇優選擇勞保舊制(98年之前)的身故給付。依勞保舊制規定，給付金額為40個月的平均投保薪資。

3.喪葬給付：本人喪葬給付與眷屬死亡給付，二者擇優選擇。

(1)本人喪葬給付：5個月。

(2)眷屬死亡給付：

a.被保險人的父母或配偶身故：3個月。

b.被保險人的子女身故：子女未滿12歲身故，給付1.5個月的平均月投保薪資；子女年滿12歲身故，給付2.5個月的平均月投保薪資。

4.失能年金或失能一次給付：

(1)部分失能(殘廢)：可以依失能等級領取45天~1,800天的日投保薪資。

(2)完全失能(終身無工作能力)：除失能年金外，另加給20個月的「職災失能一次給付」。如果被保險人在98年之前就已經參加勞工保險，發生終身失能時，可以擇優選擇勞保舊制(98年之前)的一次殘廢給付，給付金額為1,800天的日投保薪資。

小叮嚀：

勞保被保險人於退保前已領取普通傷病失能給付，其退保後診斷為職業病者，應如何請領？

勞保被保險人於退保前已領取普通傷病失能給付，而於退保後才診斷為職業病，得依規定請領職業病失能給付之差額，但以請領1次為限。

第六節 勞保給付申領表格範例

勞工保險被保險人因執行職務而致傷病審查準則

內政部70年1月31日臺內社字第0860號令發布
行政院勞工委員會80年6月5日臺勞保2字第13764號令修正發布施行
行政院勞工委員會86年2月27日（台86勞保3字第007439號令修正發布施行
行政院勞工委員會92年6月18日勞保3字第0920030756號令修正發布施行
行政院勞工委員會98年6月15日勞保3字第0980140320號令修正發布施行
行政院勞工委員會98年11月6日勞保3字第0980140541號令修正發布施行
行政院勞工委員會100年8月9日勞保3字第1000140279號令修正發布施行

第一條　本準則依勞工保險條例（以下簡稱本條例）第三十四條第二項規定訂定之。

第二條　被保險人因執行職務而致傷病之審查，除法令另有規定外，依本準則辦理。

第三條　被保險人因執行職務而致傷害者，為職業傷害。

被保險人於勞工保險職業病種類表規定適用職業範圍從事工作，而罹患表列疾病，為職業病。

第四條　被保險人上、下班，於適當時間，從日常居、住處所往返就業場所，或因從事二份以上工作而往返於就業場所間之應經途中發生事故而致之傷害，視為職業傷害。

被保險人為在學學生或建教合作班學生，於上、下班適當時間直接往返學校與就業場所之應經途中發生事故而致之傷害，亦同。

第五條　被保險人於作業前後，發生下列事故而致之傷害，視為職業傷害：

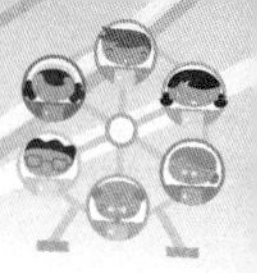

增列勞工保險職業病種類

行政院勞工委員會97年5月1日勞保3字第0970140166號令發布
行政院勞工委員會98年5月1日勞保3字第0980140238號公告修正
行政院勞工委員會99年9月3日勞保3字第0990140385號公告修正
行政院勞工委員會100年7月7日勞保3字第1000140248號公告修正
行政院勞工委員會101年9月21日勞保3字第1010140384號公告修正

依據勞工保險條例第三十四條第一項之「勞工保險職業病種類表」第八類第二項所規定「其他本表未列之有毒物質或其他疾病，應列為職業病者得由中央主管機關核准增列之」，行政院勞工委員會（以下簡稱本會）八十五年六月十四日函示核定增列四類二十九項目，於九十七年五月一日一併檢討納入核准增列之「勞工保險職業病種類項目」中，分為六類五十二項，於九十八年五月一日又增列第七類職業病種類及增列職業病項目四十二項，於九十九年九月三日增列二項，於一ＯＯ年七月七日修正第5.23項之適用職業範圍。本次共增列二項為第一類化學物質引起之疾病及其續發症（第1.46項至第1.47項）。

類別	項目	職業病名稱	有害物質、危害因素、致癌物質或致癌特定製程	適用職業範圍、工作場所或作業
第一	1.1	氨引起之疾病及其續發症	氨	使用、處理、製造氨或暴露於其氣體之工作場所。

附表一　勞工保險失能給付標準附表

失能種類	失能項目	失能狀態	失能等級	失能審核	開具診斷書醫療機構層級
1 精神	1-1	精神遺存極度失能，終身無工作能力，為維持生命必要之日常生活活動，全須他人扶助，經常須醫療護理及專人周密照護者。	一	一、精神失能等級之審定基本原則：須經治療二年以上，始得認定。審定時應綜合其全部症狀，對於永久喪失勞動能力與影響日常生活或社會生活活動狀態及需他人扶助之情況定其等級。 二、審定時，須由精神科專科醫師診斷開具失能診斷書；必要時保險人得另行指定神經科、復健科、職業醫學科等專科醫師會同認定。 三、精神失能須經心理衡鑑或職能評估、「簡易智能狀態測驗（MMSE）」、「魏氏成人智力測驗（WAIS）」或「臨床失智評估量表（CDR）」等評估始可診斷。 四、精神失能同時併存中樞神經系統機能失能時，須綜合全部症狀定其失能等級。	應由全民健康保險特約醫院或診所出具。
	1-2	精神遺存高度失能，終身無工作能力，為維持生命必要之日常生活活動之一部須他人扶助者。	二		
	1-3	精神遺存顯著失能，終身無工作能力，為維持生命必要之日常生活活動尚可自理者。	三		
	1-4	精神遺存顯著失能，終身僅能從	七		

勞工保險被保險人上下班／公出途中發生事故而致傷害證明書

受理號碼	

(一)被保險人姓名	林小玲	(二)發生事故當日被保險人應工作起訖時間	自 8 時 30 分起 至 17 時 00 分止
(三)被保險人所用交通工具	□普通重型機車☑輕型機車□自小客□腳踏車□其他（　　　） （勾其他者，請填明交通工具別）		
(四)被保險人上、下班或公出單趟路程所需時間	需 0 小時 30 分鐘	(五)發生保險事故時間	101 年 7 月 3 日 8 時 10 分
(六)發生保險事故時，有無右列情事，請確實於各□內勾劃證明，切勿空白（領有駕駛車種之執照駕車者，請附駕駛人駕照正、背面影本）	☑有 □無 領有駕駛車種之執照駕車	駕駛人駕照正、背面影本浮貼處	
	□有 ☑無 受吊扣期間或吊銷駕駛執照處分駕車		
	□有 ☑無 經有燈光號誌管制之交岔路口違規闖紅燈		
	□有 ☑無 闖越鐵路平交道		
	□有 ☑無 酒精濃度超過規定標準駕車		
	□有 ☑無 吸食毒品、迷幻藥或管制藥品駕駛車輛		
	□有 ☑無 違規行駛高速公路路肩		
	□有 ☑無 不按遵行之方向行駛		
	□有 ☑無 在道路上競駛、競技、蛇行或以其他危險方式駕駛車輛		
	□有 ☑無 不依規定駛入來車道		
(七)是否日常上、下班或公出時間應經途中發生事故	☑是 日常上下班／公出 時間應經途中發生事故 □非 日常上下班／公出 時間應經途中發生事故		
(八)有無因處理私事而中斷或脫離應經之途徑	□有處理私事而中斷或脫離應經之途徑（請於背面說明） ☑無處理私事而中斷或脫離應經之途徑		

(九)經警察等有關機關處理者，請填明機關全銜（如有相關證明請一併檢附）：台北縣新店分局

(十)屬上下班途中發生事故者，請於本證明書背面繪明包括日常居住處所、就業場所、上下班應經途徑及事故地點之簡圖。

□有 ☑無 見證人	姓名：	關係：	地址：	電話：

以上各項均由本人依照事實填具，如有不實，願負民事、刑事責任，並歸還溢領之勞保給付，特此具結。

此致

勞工保險局

被保險人(或受益人)簽章：林小玲

中華民國 101 年 7 月 26 日

投保單位印章：艾堡股份有限公司　負責人印章：周星星　經辦人印章：丁小小

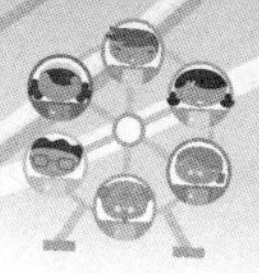

勞工保險 傷病給付 申請書及給付收據

受理編號： - -21- 號　填表日期 101 年 2 月 16 日　（填表前請詳閱背面說明）

被保險人

姓名	歐陽大雄	出生日期	民國 71 年 10 月 30 日	身分證統一編號	F	1	2	3	4	5	6	7	8	9

郵遞區號：100-11
通訊地址：台北市中正區羅斯福路一段 4 號 14 樓
電話：（02）2396-1234
行動電話：0920123456

保險事故

傷病類別	☑1 職業傷害　☐2 職業病　☐3 普通傷害　☐4 普通疾病　傷病發生日期 101 年 1 月 3 日
被保險人因傷病不能工作期間取得薪資(或報酬)情形	☐1.未取得任何薪資或報酬(得依規定請領傷病給付) ☐2.取得部分薪資或報酬(得依規定請領傷病給付) ☑3.已取得原有薪資或報酬（不得請領，惟請下列假別者仍得請領給付，請勾選：☑特休假 ☐排休 ☐彈性假 ☐輪休假 ☐加班補休） ☐4.已依勞動基準法第 59 條取得職災補償(得依規定請領傷病給付)
申請因傷病不能工作期間及日數	自 101 年 1 月 3 日至 101 年 2 月 3 日　☐連續 ☐斷續計 日 ※已恢復工作期間，請勿提出申請以免觸法 申請金額： 元（如無法核算可不填寫）

傷病類別勾選職業傷害或職業病者方需填寫以下 3 個欄位，如不敷填寫，請以另紙書寫

☑執行職務 ☐上下班事故 ☐公出事故 ☐其他	101 年 1 月 3 日於工廠內從事沖床工作時不慎遭沖床機壓傷右手
請詳填職業傷病發生時間、地點、經過及與執行職務之因果關係	※上下班或公出途中發生事故者請另填具本局印製之「上下班、公出途中發生事故而致傷害證明書」及檢附被保險人駕照影本俾憑審核。 ※職業工會及漁會被保險人發生事故，請檢送雇主及目擊者證明書俾憑審核。
實際工作內容	操作機台作業員

給付方式（請勾選一項）

……………請將申請人之存簿封面影本浮貼於此處………

※一、金融機構（不含郵局）及分支機構名稱請完整填寫，存簿之總代號、分支代號及帳號，請分別由左至右填寫完整，位數不足者，不須補零。
二、郵政存簿儲金局號及帳號（均含檢號）不足七位者，請在左邊補零。
三、所檢附金融機構或郵局之存簿封面影本應可清晰辨識，帳戶姓名須與本局加保資料相符，以免無法入帳。

1.☑匯入申請人在金融機構之存簿帳戶：金融機構名稱：土地 銀行 南門簡易 分行

總代號	分支代號	帳號：金融機構存款帳號(分行別、科目、編號、檢查號碼)
005	1552	00305008888888

2.☐匯入申請人在郵局之存簿帳戶 局號：　帳號：

以上各欄位均據實填寫，同意　貴局可因審核給付需要逕向健保局或其他有關機關團體調閱相關資料。若有溢領之保險給付，亦同意　貴局可逕自本人得領取之保險給付中扣除繳還。

被保險人（或受益人）簽章　歐陽大雄

投保單位證明欄

上列各項經查明屬實，特此證明。

勞工保險證號：01235678　單位名稱：亞飛製鞋股份有限公司
負責人：蘇亞飛（印：蘇亞飛）　經辦人：黃新一（印：黃新一）
電話：(02) 2250-1234
地址：82059 台北市內湖區東湖路 500 號

（印：亞飛製鞋股份有限公司）

※申請手續請洽投保單位辦理，免費又方便，無須委由他人代辦，各項欄位請據實填寫，如有疑義請電洽本局(電話：02-23961266 轉分機 2236)。※郵寄或送件地址：10013 臺北市中正區羅斯福路 1 段 4 號「勞工保險局」收。　102.1

勞工保險失能診斷書

辦理勞保失能給付應注意事項

1. 醫療院所於開具勞工保險失能診斷書後，請掣給被保險人「勞工保險失能診斷書逕寄勞工保險局證明書」，並將失能診斷書折疊裝訂，於5日內以掛號郵件寄送勞保局，所需郵資由勞保局支付。
2. 本失能診斷書依各失能種類須檢附病歷、檢查報告、X光片、照片等，始得審定失能程度者，請被保險人逕向醫療院所洽取後，連同「勞工保險失能診斷書逕寄勞工保險局證明書」、「失能給付申請書及給付收據」交由投保單位蓋章後寄送勞保局，將可減少本局調取病歷等補件手續及時程，早日領取失能給付或得知審查結果。
3. 申請眼、耳、咀嚼吞嚥及言語機能、胸腹部臟器（機能失能）、脊柱、皮膚或上、下肢機能失能給付，依法應由地區教學醫院以上、行政院衛生署新制醫院評鑑優等以上，或新制醫院評鑑及新制教學醫院評鑑合格之全民健康保險特約醫院出具。但澎湖縣、金門縣、連江縣之被保險人不在此限。
4. 請醫師依病人病情或病歷診察相關資料，據實填載開具失能診斷書，勿循情而為不實、誇大虛偽之證明；至於診斷書所載內容是否符合失能給付標準附表，則由勞保局依相關法令規定認定。
5. 本表所載之失能部位及症狀，應以治療後，症狀固定，再行治療仍不能期待其治療效果而診斷為實際永久失能當時之症狀開具。
6. 以詐欺或其他不正當行為領取保險給付者，除須追還溢領之給付外，並按其領取給付處以2倍罰鍰，涉及刑責者，將移送司法機關辦理。

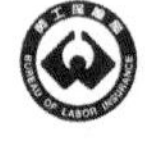
勞工保險局　處處關心您

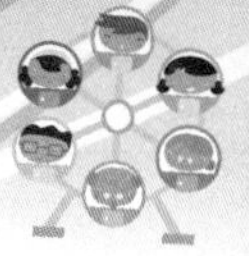

勞工保險本人死亡給付申請書及給付收據

受理編號　　號　　填表日期　年　月　日　（填表前請詳閱背面說明）

被保險人姓名	王大明	出生日期	民國60年05月25日	身分證統一編號	A123456789	死亡日期	民國 103 年 9 月 15 日
申請人姓名	李小惠	出生日期	民國62年02月01日	身分證統一編號	C200123456	電話：(02)23961266 行動電話：0912345678	
通訊地址	郵遞區號：234-25 新北縣市永和鄉鎮市區安樂村里鄰安居路街　段　巷　弄四號　樓之　室					前述地址為：（請勾選） V 戶籍地址 □ 現住址	

保險事故

傷病類別：□1 職業傷害　□2 職業病　V 3 普通傷害　□4 普通疾病

傷病類別勾選職業傷害或職業病者方須填寫此欄位，如不敷填寫，請以另紙書寫。

請敘述被保險人死亡之原因、經過及與執行職務間之具體因果關係（上下班或公出途中發生事故者，請另填具本局印製之「上下班、公出途中發生事故而致傷害證明書」）

災害發生地　　縣（市）

申請給付項目

一、請領喪葬津貼：

V 喪葬津貼 5 個月　　元（金額如無法核算，可不填寫）

（請檢具支出殯葬費之證明文件正本申請，但支出殯葬費之人為當序受領遺屬年金或遺屬津貼者，得以切結書代替）

切結書：本人為當序受領遺屬年金或遺屬津貼受益人，確實支出殯葬費用，如有不實，願負法律責任。（須與下方申請人簽章相符）　切結人簽章：　　法定代理人簽章：

二、請領遺屬津貼或遺屬年金：（經保險人核付後，不得變更，務必慎重考慮擇領給付項目）

【請擇一勾選，如有更改請於更改處簽章（須與本申請書簽章相符）】

（應備書件請詳閱背面說明二之(二)、(三)規定，金額如無法核算，可不填寫）

V 一次領遺屬津貼　　個月　　元（須符合背面說明一之(二)規定）

□ 按月領遺屬年金　　元（須符合背面說明一之(三)規定）

給付方式（※請擇一勾選）

1. V 請將喪葬津貼給付金額匯入 李小惠 君帳戶，遺屬津貼（年金）給付金額匯入 李小惠 君帳戶受領。
2. □ 請將給付金額平均分別匯入各請領人帳戶。
3. □ 請將喪葬津貼給付金額匯入　　君帳戶，遺屬津貼（年金）給付金額平均分別匯入各請領人帳戶。

（下列欄位如不敷填寫，請依此格式另紙填寫，存簿封面影本依序黏貼於背面）

請領人姓名	匯入郵局存簿帳戶	匯入金融機構存簿帳戶
李小惠	局號：000020-1 帳號：123456-7	銀行　分行 總代號： 帳號：
	局號： 帳號：	銀行　分行 總代號： 帳號：
	局號： 帳號：	銀行　分行 總代號： 帳號：
	局號： 帳號：	銀行　分行 總代號： 帳號：

一、以上各欄均據實填寫且確實選擇上開勾選之申請給付項目，為審核給付需要，同意　貴局可逕向衛生福利部中央健康保險署或其他有關機關團體調閱相關資料。另若有溢領之保險給付，亦同意　貴局可逕自本人等得領取之保險給付中扣除繳還。

二、當序受益人已依勞工保險條例第63條之3規定協議，請依上開「給付方式」所載發給給付。如尚有其他未具名之同一順序受益人時，願負責分與之。

申請人(受益人)簽章：（印：李小惠）（印：王小明）　　法定代理人簽章：（印：李小惠）

投保單位證明

上列各項經查明屬實，特此證明。

勞工保險證號：011338822　（印：李一同）　單位名稱：龐得股份有限公司　（印：何一大）

負責人：李一同　　經辦人：何一大

電話：(02) 24681357　　地址：台北市江一路189號10樓之1　　（單位印章）（印：龐得股份有限公司）

※申請手續請洽投保單位辦理，免費又方便，無須委由他人代辦，各項欄位請據實填寫，如有偽造、詐欺等不法行為，將移送司法機關辦理，如有疑義請電洽本局（電話：02-23961266 轉 2263）。

※郵寄或送件地址：10013 台北市中正區羅斯福路1段4號「勞動部勞工保險局」收。

第1頁

第七節　就業保險與國民年金保險給付請領個案

一、就業保險請領個案

案例：小輝剛歡渡46歲生日，就收到公司意外的生日禮物：資遣！

就業保險有三項津貼跟失業有關係，分別是失業給付、提早就業獎助津貼與職業訓練生活津貼。失業給付如何領取呢？首先被保險人要符合非自願離職要件，自己主動離職不符合條件。另外，被保險人還需要到公立就業服務機構辦理求職登記，並且14天內無法推介就業或安排職業訓練。但是如果公立就業服務機構推介的工作偏遠，超過住所30公里以上，或是薪水低於可以領取的失業給付，可以不接受嗎？答案是可以的，這時候可以先領取失業給付，邊領失業給付邊找工作或參加職業訓練喔！

若符合失業給付申領資格，可向勞保局申請多少金額的失業給付？依照就業保險法令規範，可領取60%的投保薪資、領取半年。另外如果被保險人有扶養無工作收入的配偶、未成年子女或身心障礙子女，每一人可加發平均月投保薪資的10%，最多加計20%，最高可以領取80%的投保薪資。還有，因應中高齡失業困境，如果被保險人年齡滿45歲，就可領取9個月，多了3個月給付。

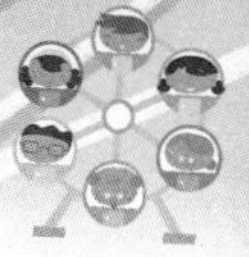

另外，如果請領失業給付後，六個月內就找到工作，不是吃虧嗎？別擔心，也可以請領提早就業獎助津貼，提早就業獎助津貼領取金額是尚未請領失業給付金額的50%，因此領取失業給付期間也要認真找工作喔。其次，如果被保險人被公立就業服務機構安排全日制職業訓練，就可以申請領取職業訓練生活津貼；領取金額為投保薪資的60%~80%，一律領取6個月。

就小輝來說，他應該前往住家附近的公立就業服務機關登記求職或受訓，14天後還沒有工作或沒有被安排職業訓練，就可以領取失業給付，可領取9個月。假設小輝的平均投資薪資為40,000元，就業保險年資也滿1年，太太就業中且尚有1位未成年女兒，列表說明給付金額如下。

	給付別	摘要	領取金額(元)
1.	失業給付	●領取金額為平均投保薪資的70%。 ●可領取9個月。	●每月：40,000×0.7=28,000
2.	失業給付(2個月)+提早就業獎助津貼	●領取金額為平均投保薪資的70%。 ●領取2個月失業給付後，就找到工作。	●已領取2個月失業給付：40,000×0.7×2=56,000 ●提早就業獎助津貼：一次領取40,000×0.7×4×0.5=56,000
3.	職業訓練生活津貼	●領取金額為平均投保薪資的70%。 ●可領取6個月。	●每月：40,000×0.7=28,000

小叮嚀：

1.就業保險的失業給付，是以投保薪資計算，而非實際月薪，投保薪資與實際薪資有差距喔。
2.住家附近有哪些公立就業服務機構：可到勞委會網站或eJob全國就業e網查詢。
3.育嬰留職停薪津貼：
  (1) 領取資格：子女滿3歲前、保險年資1年以上而且父母未同時請領育嬰留職停薪津貼。
  (2) 給付標準：依照被保險人育嬰留職停薪之當月起算6個月平均月投保薪資60%計算。

二、國民年金保險給付請領個案

案例：小莉婚後在家專心操持家務與教養子女；最近收到國民年金保險繳費單，請問她要繳費嗎？未來國民年金保險有哪些給付可以領取？

104年國民年金保險的投保金額都是18,282元，而且每位民眾負擔的保險費金額都相同，每月保費為878元。其實，對於一般民眾，政府會協助負擔40%的國民年金保險保費，民眾只需要自行負擔60%保費，因此投保國民年金保險還蠻划算的。

國民年金保險除了提供老年年金給付外，還有生育、重度以上身心障礙、喪葬給付與遺屬年金等給付；然而老年年金、身心障礙年金與遺屬年金只能擇一領取。另外領取老年年金或身心障礙年金後身故，符合資格的遺屬，可領取遺屬年金，領取金額是原來領取的老年年金或身心

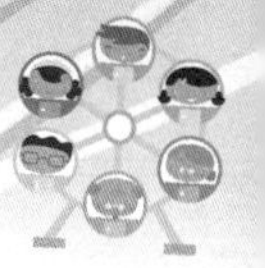

障礙年金的一半。104年遺屬年金的每月領取金額最低為3,500元。

以小莉為例，小莉投保國民年金保險，假設年資為12年，在加保期間可能享有以下部分項目的保險保障：

	項　目	領取標準	領取金額
1.	老年年金給付* (65歲領取)	●A式：月投保金額×(0.65%) ×年資+3,500 ●B式：月投保金額×(1.3%)×年資	每月可領取2,246元 18,282 × 1.3% ×12=2,852 (由於已領取勞保老年年金，因此不能領取最低3,500元的退休金)
2.	生育給付	1個月	18,282元(一次)
3.	身心障礙年金	●月投保金額×(1.3%)×年資 ●最低領取金額為4,700元	每月可領取4,700元**
4.	遺屬年金	●月投保金額×(1.3%)×年資 ●最低領取金額為3,500元 ●假設還有符合資格的配偶與子女，共3人。	每月可領取5,250元 3,500 × 1.5 =5,250
5.	喪葬給付	5個月	91,410元(一次)

*老年年金、身心障礙年金與遺屬年金只能擇一領取。
**勞保失能年金與國保身心障礙年金合計金額低於4,700元，可領4,700元。

勞工保險老年給付與國民年金保險老年年金給付可以同時領取，但國民年金只能選擇依照國民年金保險年資計算金額，不能領取最低3,500元的退休金。另外，如果發生身故或殘廢失能事故，除可領取勞工保險的失能或遺屬年金給付外，符合規定也可以同時領取國民年金保險的身心障礙或遺屬年金給付。最後提醒一下，國民年金保險的保費繳納與申請給付的承辦單位，與勞工保險相同，都是勞工保險局喔！

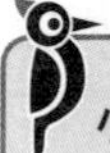

小叮嚀：

1. 104年國民年金保險的投保金額皆是18,282元，並沒有依照薪資高低，區分多個投保金額等級。
2. 未按時繳費，未來申請國民年金保險給付時，需要先補繳過去欠繳保費並支付延遲利息後，才能領取保險給付。
3. 身心障礙年金需符合重度以上障礙，例如：雙眼失明、植物人、洗腎、重度以上精神障礙與中風造成肢體障礙等情況。

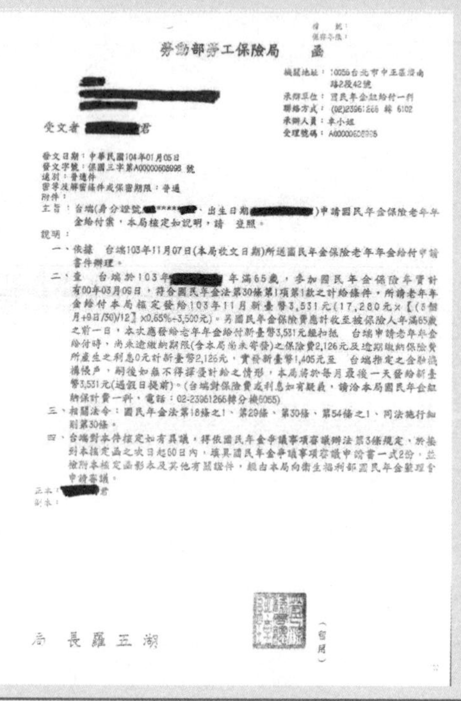

檔號：
保存年限：

勞動部勞工保險局　函

機關地址：10055台北市中正區羅斯福路2段42號
承辦單位：國民年金給付一科
聯絡方式：(02)23961266 轉 6102
承辦人員：卓小姐
受理號碼：A00000608998

受文者　[illegible]君

發文日期：中華民國104年01月05日
發文字號：保國三字第A00000608998號
速別：普通件
密等及解密條件或保密期限：普通
附件：

主旨：台端(身分證號[illegible]、出生日期[illegible])申請國民年金保險老年年金給付案，本局核定如說明，請　查照。

說明：

一、依據　台端103年11月07日(本局收文日期)所送國民年金保險老年年金給付申請書件辦理。

二、查　台端於103年[illegible]年滿65歲，參加國民年金保險年資計有00年03月09日，符合國民年金法第30條第1項第1款之計給條件，所請老年年金給付本局核定發給103年11月新臺幣3,531元(17,280元×【(3個月+9日/30)/12】×0.65%+3,500元)。另國民年金保險費應計收至被保險人年滿65歲之前一日，本次應發給老年年金給付新臺幣3,531元經扣抵　台端申請老年年金給付時，尚未逾繳納期限(含本局尚未寄發)之保險費2,126元及逾期繳納保險費所產生之利息0元計新臺幣2,126元，實發新臺幣1,405元至　台端指定之金融機構帳戶，嗣後如無不得擇優計給之情形，本局將於每月最後一天發給新臺幣3,531元(遇假日提前)。(台端對保險費或利息如有疑義，請洽本局國民年金紐納保計費一科，電話：02-23961266轉分機5055)

三、相關法令：國民年金法第18條之1、第29條、第30條、第54條之1、同法施行細則第30條。

四、台端對本件核定如有異議，得依國民年金爭議事項審議辦法第3條規定，於接到本核定函之次日起60日內，填具國民年金爭議事項審議申請書一式2份，並檢附本核定函影本及其他有關證件，經由本局向衛生福利部國民年金監理會申請審議。

正本：[illegible]君
副本：

局長　羅五湖

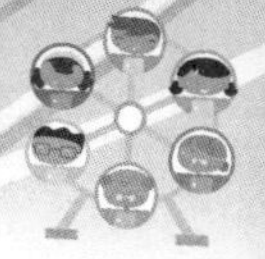

停看聽：

摘要比較：

構面/保險別	國民年金保險老年給付	勞工保險老年給付	勞工退休金老年給付
最高投保薪資	18,282	43,900	150,000
領取老年給付年齡限制	≧65	≧(60~65)	≧60
一次給付或年金給付標準	採年金給付	●保險年資15年以上，請領月退休金。 ●保險年資未滿15年，請領一次退休金。	●保險年資15年以上，請領月退休金。 ●保險年資未滿15年，請領一次退休金。
年金金額計算	●月投保金額×(0.65%)×年資+3,500 ●月投保金額×(1.3%)×年資	●月投保薪資×(0.775%)×年資+3,000 ●月投保薪資×(1.55%)×年資 ●月投保薪資:投保期間最高60個月平均值	●依個人帳戶累積本息換算年金金額。 ●應另投保超過平均餘命部分之年金保險。
終身生存年金或確定年金	終身生存年金	終身生存年金	確定年金加延壽年金

註1：勞動部104年10月指出，著手推動勞工退休金條例修法，將允許年資超過15年者，可同時選擇一次給付或年金給付並刪除延壽年金。若完成三讀，年金給付部分則改為確定年金給付模式。

註2：反應CPI調整，105年老年與遺屬年金調整為近3,623元；身障年金調整為近4,865元。(依104/11/26聯合報頭版新聞)

資料來源：修訂自廖勇誠，個人年金保險商品實務與研究，101年9月

第八節 精選考題與解析

1. 一般企業雇主與勞工(被保險人)投保勞工保險(普通事故)之負擔保費比例何者正確?

   (1)被保險人負擔比例為50%。

   (2)被保險人負擔比例為60%。

   (3)政府負擔比例為10%。

   (4)雇主負擔比例為60%。

   解答：【3】

2. 一般企業雇主與勞工(被保險人)投保職業災害保險之保費負擔比例何者正確?

   (1)被保險人負擔比例為0%。

   (2)被保險人負擔比例為60%。

   (3)政府負擔比例為10%。

   (4)雇主負擔比例為60%。

   解答：【1】

3. 勞工保險普通事故保險的傷病給付，從住院不能工作之第幾日起發給?

   (1)第1日

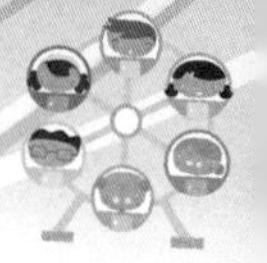

(2)第3日

(3)第4日

(4)第11日

解答：【3】

4. 關於一般被保險人投保國民年金保險之保費負擔比例與政府負擔比例，何者正確?

(1)被保險人負擔比例為50%。

(2)被保險人負擔比例為60%。

(3)政府負擔比例為10%。

(4)雇主負擔比例為60%。

解答：【2】

5. 有關國民年金保險之敘述，下列敘述何者錯誤？

(1)該保險制度之主管機關為勞動部，委託勞工保險局辦理

(2)採柔性強制加保，通常不加保沒有罰責

(3)保險費由政府負擔四成，民眾負擔六成

(4)保險事故包含生育、老年、身心障礙及死亡等

解答：【1】104年國民年金保險業務之主管機關為衛生

福利部。

6. 104年勞工保險遺屬年金給付，最低領取金額為多少元？
(1)3,000
(2)3,500
(3)4,000
(4)4,700

解答：【1】

7. 104年國民年金保險身心障礙年金給付，最低領取金額為多少元？
(1)3,000
(2)3,500
(3)4,000
(4)4,700

解答：【4】

(修訂自CFP考題、金融研訓院理財規劃人員模擬考題歷屆考題或作者自編)

第六章
職業災害給付
與雇主責任要點與個案範例

第一節 職業災害統計與法規要點

第二節 職業災害之定義與認定

第三節 職業災害給付或津貼請領要點

第四節 勞基法與職安法的雇主補償責任要點

第五節 職業災害請領實務個案與請領表格範例

第六節 精選考題與考題解析

- 沒有幫勞工投保勞保可以嗎？
- 上下班途中發生意外事故，算職災嗎？
- 上下班闖紅燈發生車禍，可以列為職災事故嗎？
- 我有職業性下背痛，可以請領那些給付？
- 我有職業性重聽，可以請領那些給付？
- 我的勞工受傷或身故，我要負擔那些責任？
- 沒有參加勞保，發生職災可以請領哪些給付？
- 除了職災保險給付，還有哪些津貼或給付可以申請？

第一節 職業災害統計與法規要點

一、職業災害統計摘要

依據103年勞動部職業災害統計數據，103年勞工在工作場所發生職業傷害申請給付共計約3.4萬人。綜觀近10年各給付種類之結構比，傷病給付人數所佔比率逐年遞增，從93年89%增至103年為93%；失能給付人數佔率則呈逐年遞減，從93年9.7%遞減至103年為6.6%；死亡給付人數所佔比率僅0.7%。[35]

另外職業病給付人數明顯偏低，103年職業病申領職災給付僅757人。主要的職業病分別為手臂頸肩疾病(人數佔率46%)；塵肺症併發症(人數佔率21%)；職業性下背痛(人數佔率16%)；腦心血管疾病(人數佔率9%)。[36]

---

35 數據來源為勞動部統計數據。

36 1. 就產業別分析，高危險的職災行業包含製造業、營造業、批發及零售業等產業。
2. 依年齡別觀察，發生職災之年齡區間，以 45-54 歲最高、其次為 35-44 歲、第三為 25-34 歲。
3. 就性別觀察發現，男性職災給付人數居高不下，職災人數約為女性職災人數之 3.4 倍。
4. 以職災意外類型觀察，佔率最高為「被夾、被捲」，其次是「被刺、割、擦傷」，第三為「跌倒」，第四為「墜落、滾落」、第五為「被撞」。另就勞動部與部分醫療院所職業醫療科室之統計，職災意外或職業病頻傳，件數較多的包含以下各項：上下班途中交通意外、腕隧道症候群、職業性重聽、下背及腰椎傷害、施工中摔落、工程意外、觸電或跌倒受傷、塵肺病、化學或放射性物質傷害與其他職業災害等。雇主應該建構符合安全標準的工作環境與設備，並提供完整的教育訓練與落實安全衛生管理，以避免發生職業災害，並進一步保障勞工安全與健康。

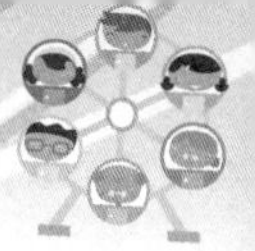

圖6.1 103年勞工保險職業災害保險給付人次

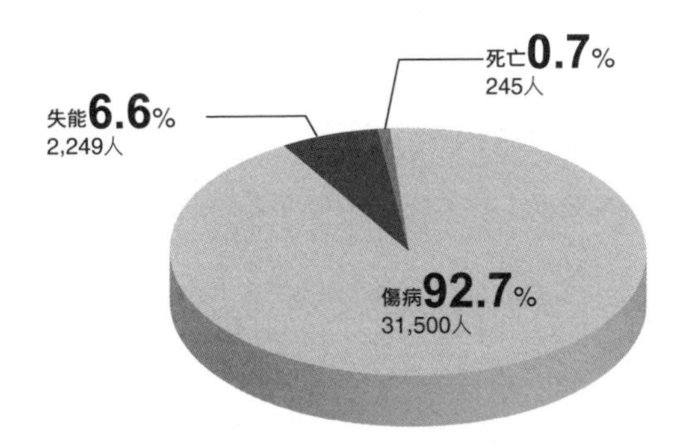

圖6.2 103年職業病給付人數統計

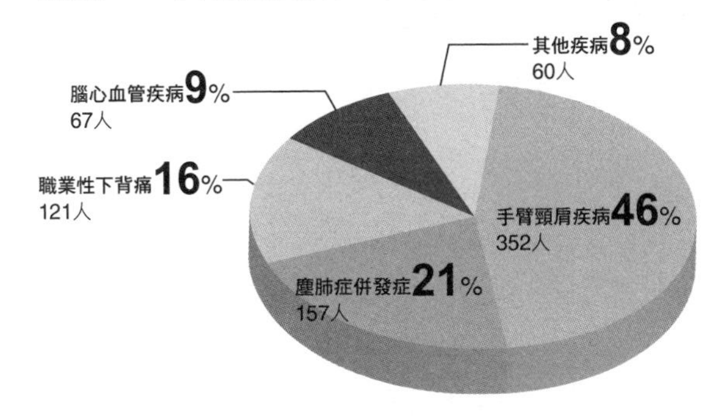

二、雇主職災責任與職業災害補償相關法規

關於雇主職災責任與補償，涉及許多法規，分項列述如下：

1. 勞保條例或職業災害保險法：針對勞工保險制度的保費、行政、監理、領取給付資格、普通傷病給付與職業災害保險給付之相關規範。
2. 職業災害勞工保護法(職保法)：針對發生職業災害勞

工，訂定職業病與身體障害生活津貼、職業訓練津貼、遺屬補助、看護補助與器具補助。此外，針對職業病認定與遭遇職災勞工之權益也訂定相關規範。

3. 職業安全衛生法(職安法)-立法院在102/6/18三讀通過，修訂原先的勞工安全衛生法，並更名為職業安全衛生法，103/7/3勞動部公佈施行細則等規範，正式實施職業安全衛生法。職業安全衛生法針對所有產業全部納入職業安全衛生規範，並訂立危險產業管理、定期安全衛生檢查、加強勞工健康、預防災害、危安通報與罰則等各項規範。
4. 勞動基準法(勞基法)：針對適用勞基法的產業，規範勞工的工資、休假、退休金、工作時數、加班費、雇主責任、工作規則等各項勞工福利的基本(最低)標準。
5. 其他法規：民法、刑法、工廠法、食品安全法等民刑事責任或行政懲罰。

第二節 職業災害之定義與認定

一、勞基法職業災害之定義

1. 勞基法條文並未對於職業災害有明確定義，但職業安全衛生法對於職業災害訂有明確定義，因此勞基法之職業災害比照職業安全衛生法之定義認定。職業安全

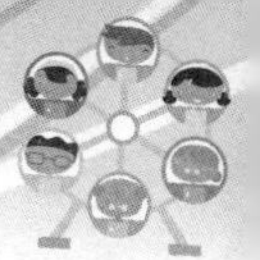

衛生法第二條第四項，對於職業災害之定義如下：
因勞動場所之建築物、機械、設備、原料、材料、化學品、氣體、蒸氣、粉塵等或作業活動及其他職業上原因引起之工作者疾病、傷害、失能或死亡。

從條文文字可知，職業災害之發生原因需與執行職務攸關，而且由於職業災害導致工作者或員工產生身體上之損害，諸如疾病、傷害、失能或死亡等職業傷病。

2. 符合勞基法或職安法之職業災害要件

職業災害之認定，需要同時符合業務起因性與業務執行性。業務起因性與保險學之主力近因原則概念相同；是指職業災害與執行職務或工作需有顯著因果關係，例如：擔任祕書工作，通常與發生墜樓意外或職業性下背痛，並無顯著因果關係；另外因為天然災害發生而造成勞工受傷，通常也與執行職務無因果關係。業務執行性指工作者或員工確實受雇主或主管支配管理下執行各項職務或業務。因此如果職業災害的發生當時，員工確實受雇主或主管支配管理，而非假日期間或非私人活動期間所發生之職業傷病事故，就符合業務執行性之要求。例如：勞工自行修繕住家房屋，由於並非公司指派之職務，因此不符合職災。

二、勞保或職業災害保險之職業傷病情況

1. 符合職業傷害之情況

依據職業災害保險的行政釋令規範[37]，下列事項視為職業傷害，勞工可申請職業災害保險理賠。

(1)工人確因上班下班車禍受傷。

(2)查勞工上下班時間於必經途中發生事故，如無私人行為及違反重大交通法令者，屬職業災害。但勞工經由工廠大門旁自動提款機提款後摔倒受傷，也屬於職業災害。

(3)勞工在上下班必經途中，順道送其配偶上班或子女上學發生事故，如果沒有其他私人行為及非因故意或重大過失違反交通法令者，屬於職業傷害。

(4)被保險人如果居住在公司宿舍，並以宿舍為日常居住處所，因星期例假或國定假日下班後直接回家，或假日結束後重返公司上班，於必經途中發生事故，也屬於職業傷害。

(5)從事二份以上工作而往返於就業場所間之應經途中發生事故而致之傷害，視為職業傷害。

(6)被保險人在執行業務或作業期間中途休息，因就業

37 依據與修訂自勞工保險被保險人因執行職務而致傷病審查準則、勞工保險職業病種類表與勞保局相關函釋。

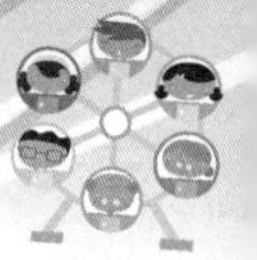

場所設施或管理之缺陷發生事故而致之傷害，視為職業傷害。

(7)被保險人在執行業務或作業期間，在上廁所或飲水時發生事故而受傷，也視為職業傷害。

(8)被保險人為在學學生或建教合作班學生，於上、下班適當時間直接往返學校與就業場所之應經途中發生事故而致之傷害。

(9)被保險人於作業時間準備中、中斷、收拾中或休息中，因就業場所設施或管理之缺陷發生事故而致之傷害。

(10)被保險人因職業傷害或罹患職業病，經雇主同意直接往返醫療院所診療或下班後直接前往診療後返回日常居住處所應經途中發生事故而致之傷害。

(11)被保險人因執行職務受動物或植物傷害；例如：動物咬傷或植物刺傷割傷等。

(12)被保險人經雇主或主管指派參加進修訓練、技能檢定、技能競賽、慶典活動、體育活動或其他活動期間，所發生之意外傷害事故。

2. 若有下列任何情事，不得視為職業傷害，因此勞工就無法獲得職業傷害補償或職業傷害保險給付：

(1)未領有駕駛車種之駕駛執照駕車。

(2)受吊扣期間或吊銷駕駛執照處分駕車。

(3)經有燈光號誌管制之交岔路口違規闖紅燈。[38]

(4)闖越鐵路平交道。

(5)酒精濃度超過規定標準、吸食毒品、迷幻藥或管制藥品駕駛車輛。

(6)駕駛車輛違規行駛高速公路路肩。

(7)駕駛車輛不按遵行之方向行駛或在道路上競駛、競技、蛇行或以其他危險方式駕駛車輛。

(8)駕駛車輛不依規定駛入來車道。

3. 勞保或職業災害保險之職業疾病情況

職業病之認定同樣需符合業務起因性與業務執行性，也就是勞工罹患職業病，需與工作內容存在顯著因果關係而且職業病是因為執行職務所導致。因此職業病之確認，需要確認勞工工作之性質、內容、 產業、工作期間長短、作業環境、是否存在有害物質與罹患職業病統計等層面。同時，由於涉及疾病，因此需要醫師協助判定，許多醫院皆設有職業醫學科(室)，可以協助職業疾病之治療與認定。

勞動部訂有職業病種類表可供參酌。若有認定疑義，可以求助醫院的職業醫學科室醫師與職業災害保險理賠承辦窗口，或向勞動部、直轄市或縣(市)職業疾病

38 紅燈右轉也常被比照闖紅燈，而不得視為職業傷害，請留意。

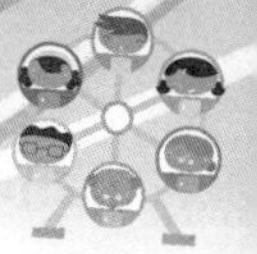

認定委員會申請認定。摘列審查準則中提及之職業病項目如下：

(1)被保險人因執行職務而罹患職業病種類表規定之職業病種類或有害物質所致之疾病，屬於職業病。

(2)被保險人因執行職務受動物、植物傷害或病毒感染，屬於職業傷害。例如：寄生蟲感染、AIDS、肝炎、SARS、MERS、肺結核等。

(3)被保險人罹患之疾病，經勞動部、直轄市或縣(市)職業疾病認定委員會鑑定為執行職務所致者，屬於職業病。

(4)被保險人疾病之促發或惡化與作業有相當因果關係者，屬於職業病。

(5)被保險人罹患精神疾病，而該項疾病與執行職務有相當因果關係者，屬於職業病。

小叮嚀：

勞工發生職業傷病，可能符合勞保或職業災害保險的職業傷病規範認定，但卻不符合勞基法或職安法的職業災害定義，此時被保險人只能獲得勞保或職災保險之相關給付，但無法獲得雇主依據勞基法或其他法規之額外職災補償。例如：勞工在上、下班通勤中發生之交通事故，屬於勞保或職業災害保險的職業傷害或意外，但由於通勤過程非執行職務中、也非雇主或主管管理支配下，因此通常不視為職業災害。[39]

39 貨運司機、搬貨人員、搬家公司或郵差在送貨過程或搬運過程中發生交通事故，則可視為職業災害。

第三節　職業災害給付或津貼請領要點

一、職業災害保險給付概要

已投保職業災害保險的企業，依據職業災害保險給付標準，可領取的各項給付與標準，請參閱前一章的介紹，不再贅述。

二、未投保勞保或職業災害保險的失能與身故保障

針對未投保勞保或職業災害保險的勞工，萬一發生職業災害時，如何獲得身故與失能保障呢？如果雇主未依勞動基準法規定予以補償時，勞工得比照職業災害保險的身故與失能給付標準，按最低投保薪資申請補助。勞工可以申領的項目與給付標準如下：

1. 遺屬一次給付：保險期間內身故，可依照勞保最低投保薪資領取40個月的遺屬一次給付。
2. 喪葬給付：依照最低投保薪資領取5個月的喪葬給付。
3. 因職業傷害或職業病請領殘廢失能一次給付
   (1)1~10級失能或殘廢：依最低投保薪資以及失能等級與標準乘上150%，支付失能一次給付。
   (2)第11~15級失能或殘廢：無

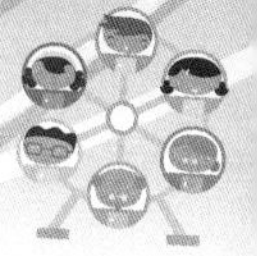

小範例：

未投保勞保或職業災害保險的勞工發生身故與失能事故，而且未獲得雇主補償，假設最低投保薪資20,008元：

給付/事故	身故	第7級失能
職災給付	●遺屬一次給付：800,320元 ●喪葬給付：100,040元	●傷病給付：無 ●失能給付：440,220元

三、職業災害勞工保護法的津貼請領要點

除了勞保或職業災害保險給付外，勞工還可以額外依照職業災害勞工保護法請領相關津貼或補助。職災勞工請領職業災害勞工保護法的各項津貼及補助，承辦機關為勞動部職業安全衛生署(職安署)，勞工可透過勞保局櫃台遞件申請。[40 41] 104年職業災害勞工保護法的給付標準摘要列舉如下：

1. 職業疾病生活津貼與職業傷害(身體障害)生活津貼

   勞工發生職業病時，無論符合勞保失能給付標準的哪一等級(1~15等級)，都可申領職業疾病生活津貼。但如果勞工發生職業傷害時(並非職業疾病)，這時候只有發生較嚴重的殘廢失能、達到第1~7級殘廢程度，

40 各項津貼給付金額由主管機關定期公布調整。按月發給之生活津貼及補助金額，在消費者物價指數累計成長率達正負百分之五時，會依照該成長率調整。

41 職業災害勞工保護法採推定過失責任基礎。

才能申領職業傷害生活津貼，需要特別留意。分項列述如下：

(1)因**職業病或職業傷害**導致失能程度相當於勞工保險失能給付標準第一等級至第三等級且喪失全部工作能力者：每月發給8,200元。

(2)因**職業病或職業傷害**導致失能程度相當於勞工保險失能給付標準第二等級至第七等級，或合併升等後相當於第一等級，且喪失部分工作能力者，每月發給5,850元。

(3)因**職業病**導致失能程度相當於勞工保險失能給付標準第八等級至第十等級且喪失部分工作能力者，每月發給2,950元。

(4)因**職業病**導致失能程度相當於勞工保險失能給付標準相當於勞工保險失能給付標準第十一等級至第十五等級且喪失部分工作能力者，每月發給1,800元。

2. 職業訓練生活津貼

職災勞工若未請領職業病或職業傷害生活津貼，可在受訓期間改請領職業訓練生活津貼。

(1)職災勞工於受訓期間，每月可請領14,050元。

(2)職業訓練生活津貼自申請人初次參加訓練之日起5年內提出申請，最多只能請領24個月。

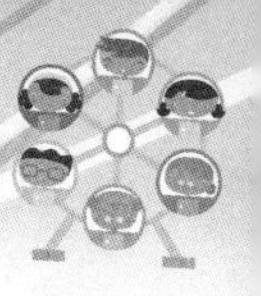

3. 器具補助

依照輔助器具類別、補助金額、使用年限及補助對象，補助金額各有不同，需要參考「職業災害勞工器具補助標準表」。原則上每年補助金額最高為6萬元，最多4項輔具，例如：輪椅、拐杖等輔具。

4. 看護補助：

符合勞工保險第1~2級失能標準且無法從事工作時，每月另發給11,700元。依照勞工保險失能給付標準，第1~2級失能之嚴重程度頗高，例如雙眼失明屬於第2級失能標準，因此符合看護補助之失能情況需要嚴重失能且治療一段期間後症狀已穩定、症狀無法改善等條件。

5. 家屬補助：因職業災害身故時，一次給付家屬補助100,000元。

小範例：

假設勞工因職災導致身故或第7級失能，可額外領取的職災保護法津貼：

給付或津貼/勞工身分	有投保勞保或職災保險之勞工	未投保勞保或職災保險之勞工
家屬補助	●家屬一次補助：100,000元	●家屬一次補助：100,000元
職業傷害生活津貼/職業訓練生活津貼/器具補助	●殘廢(身體障害)生活津貼：每月5,850元，合計最高給付60個月	●殘廢(身體障害)生活津貼：每月5,850元，合計最高給付36個月

給付或津貼/勞工身分	有投保勞保或職災保險之勞工	未投保勞保或職災保險之勞工
	●於受訓期間，每月改領取14,050元(最高24個月) ●輪椅等器具補助：每年最多4項，限額6萬元。	●於受訓期間，每月改領取14,050元(最高24個月) ●輪椅等器具補助：每年最多4項，限額6萬元。

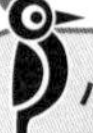

小叮嚀：

職業災害勞工保護法之經費財源為何？

- 參加職業災害保險的勞工：所需經費由職業災害保險收支結餘中提撥。
- 未參加職業災害保險的勞工：所需經費由政府編列預算支應。

停看聽：[42]

表6.1 103年職災勞工保護法主要津貼給付人數統計

項目	已投保勞保或職災保險（人數）	未投保勞保或職災保險（人數）
身體障害生活津貼	1,197	87
職業疾病生活津貼	112	2
看護補助	349	32
器具補助	746	14
家屬死亡補助	341	95
殘廢或死亡給付	-	39

42 基礎資料來源為勞動部統計數據

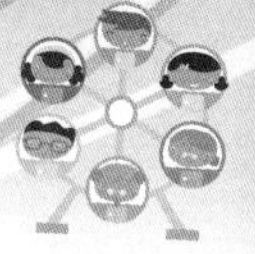

第四節 勞基法與職安法的雇主補償責任要點

勞工發生職業傷病，可能符合勞保或職業災害保險的職業傷病規範認定，但卻不符合勞基法或職安法的職業災害定義，此時被保險人只能獲得勞保或職災保險之相關給付，但無法獲得雇主依據勞基法或其他法規之額外職災補償。例如：勞工在上、下班通勤中發生之交通事故，屬於勞保或職業災害保險的職業傷害或意外，但由於通勤過程非執行職務中、也非雇主或主管管理支配下，因此通常不視為職業災害。

針對適用勞動基準法的企業或組織，勞工遭遇職業傷害或職業病時，雇主至少需要比照勞基法的補償標準提供勞工各項補償。整體上，就104年勞動基準法來看，除了公營機構、軍公教人員、醫院、小型行號商店、餐食攤販業、飲料攤販業與家事服務業以外，其他產業勞工須適用勞基法。[43]依照勞動基準法規定，雇主之職業災害補償責任，包含醫療補償、工資補償、工資終結補償、殘廢補償、喪葬費與遺屬補償等項目。其次，雇主之職業災害補

43 實務上職工是否適用勞基法，仍須視員工與企業所簽訂之契約性質而定，例如：簽訂僱傭契約員工，擁有勞基法之各項薪酬與福利；但簽訂承攬契約員工，通常無法擁有勞基法之各項薪酬與福利。以下人員也不適用勞基法：事業單位之雇主、委任經理人、技術生、養成工、見習生、建教合作班學生。

償責任之計算，依據勞基法是按照前六個月的平均工資或原領工資[44]計算。分項列述如後：

一、勞基法對於工資之定義

雇主之職業災害補償責任之計算，依據勞基法主要按照事故發生前六個月的平均工資計算。其中工資之定義為經常性工資，包含工資、薪金、獎金、津貼及任何名義之經常性給與。依據勞基法施行細則通常以下項目不屬於經常性工資：

1. 紅利。
2. 獎金：指年終獎金、競賽獎金、研究發明獎金、特殊功績獎金、久任 獎金、節約燃料物料獎金及其他非經常性獎金。
3. 春節、端午節、中秋節給與之節金。
4. 醫療補助費、勞工及其子女教育補助費。
5. 勞工直接受自顧客之服務費。
6. 婚喪喜慶由雇主致送之賀禮、慰問金或奠儀等。
7. 職業災害補償費。
8. 勞工保險及雇主以勞工為被保險人加入商業保險支付之保險費。
9. 差旅費、差旅津貼及交際費。

44 指遭遇職業災害前一日之正常工資。

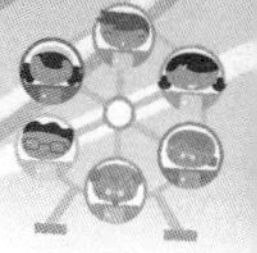

10.工作服、作業用品及其代金。

11.其他經中央主管機關會同中央目的事業主管機關指定者。

小叮嚀：

●實務上，如果勞工薪資低於43,900元，勞工保險之投保薪資、職業災害保險之投保薪資、全民健康保險的投保薪資與勞工退休金的提撥薪資應該相同，勞保局與健保局將會進行稽查。

●勞基法所訂的雇主責任是依照經常性工資計算，經常性工資可能高於投保薪資，因此雇主仍然需要負擔差額部分的補償責任。

二、勞基法之各項補償責任要點

依照勞動基準法，雇主對於勞工遭受職業傷病，不論雇主有無過失，雇主皆需提供醫療補償、工資補償、工資終結補償、殘廢補償、喪葬費與遺屬補償等。補償金額計算依照勞動基準法規定依照前六個月的平均工資或原領工資計算；補償的項目與內容摘列如下：

1. 醫療費用補償：勞工受傷或罹患職業病時，雇主應補償其必需之醫療費用；必要之醫療費用包含掛號費、急診費、看護費用、病房費差額、加護病房費、交通費、證明文件費與其他必要醫療費用等項目。

2. 工資補償：勞工因為職業傷病就醫，在治療期間無法工作時，雇主應依照原領工資金額給予補償。因此勞工在治療期間，雖無法執行職務，仍然可以獲得原領工資。

3. 工資終結補償：勞工因為職業傷病，治療期間已經屆滿二年仍然尚未痊癒也無法繼續工作，經過指定之醫院診斷，確定為喪失原有工作能力，而且不符合殘廢補償之請領標準時，雇主可以一次給付40個月之平均工資後，免除未來的工資補償責任；而且雇主給付40個月之平均工資後，勞工已不能再領殘廢補償或退休金補償。
4. 殘廢補償：勞工經治療一段期間後，經指定之醫院診斷，符合身體遺存殘廢時，雇主應依照平均工資及殘廢嚴重程度，一次給予殘廢補償。殘廢嚴重程度與補償標準，依勞工保險與職業災害保險的失能等級與標準表提供補償(45日~1,800日)。
5. 遺屬補償與喪葬費用補償：勞工遭遇職業傷病而身故時，雇主應該依照平均工資，給予勞工遺屬40個月的遺屬補償；並且額外再補償勞工遺屬5個月的喪葬費用；總計共補償45個月的身故補償。

三、勞基法之雇主補償責任之扣抵

針對同一事故，勞工已經依據勞保職災或職業災害保險法請領相關給付，而且該保險的保費是由雇主或公司負擔時，雇主的勞基法補償責任可以扣除勞保職災或職業災

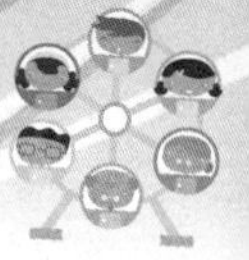

害保險法的給付金額。另外，公司支付保費的員工團體保險，保險費完全由雇主或公司負擔，因此團體保險給付也可以全額扣除，但是若補償金額仍有不足，雇主仍應另針對缺口部分提供補償。[45]

小叮嚀：

●參照勞基法規定，勞基法職業災害各項補償金之請求權，自「得受領之日起」，因2年間不行使而消滅。

四、 職業安全衛生法之雇主責任規範要點

立法院在102/6/18三讀通過修訂勞工安全衛生法，並更名為職業安全衛生法，103/7/3勞動部公佈施行細則等規範並正式實施職業安全衛生法。職業安全衛生法針對所有產業全部納入職業安全衛生規範，並訂立危險產業管理、定期安全衛生檢查、加強勞工健康、預防災害、危安通報與罰則等各項規範。職業安全衛生法之重要規範摘列如下：

1. 擴大適用對象至所有工作者與各行各業：職業安全衛

45 然而如果保險費同時由公司或雇主與勞工共同分攤，可否扣除？如何扣除？這時候雇主補償責任仍然可以扣除，但只能依照雇主負擔之比例乘上保險給付金額扣抵雇主補償責任。另外，如果團體保險給付對象與勞基法雇主補償的給付對象並非完全相同時，只能扣抵給付對象相同的部分，給付對象不相同則不能扣抵，例如：勞基法補償對象為配偶子女，但團體保險給付給祖父母或兄弟姊妹，那就不能扣抵。

生法全面適用所有產業與所有工作者，因此工作者包含雇主、自營作業者、志工、派遣勞工、職訓學員與一般勞工。另外考量實務上全面適用所有產業可能窒礙難行，因此特殊對象可以部分適用職業安全衛生法。

2. 增訂勞工健康保護制度並保護勞工個人健檢資料：雇主應負擔預防職災責任、防止動物、植物或微生物引起之危害、雇主負有促進勞工身心健康之義務、並應落實健檢通報與健康保護制度。另外，雇主應該定期實施作業環境測訂及落實測定結果揭示與通報制度。
3. 雇主應妥為規劃及採取必要之安全衛生措施：
   (1)重複性作業等促發肌肉骨骼疾病之預防。
   (2)輪班、夜間工作、長時間工作等 常工作負荷促發疾病之預防。
   (3)執行職務因他人行為遭受身體或精神不法侵害之預防。
   (4)避難、急救、休息或其他為保護勞工身心健康之事項。
4. 兼顧女性就業權及母性保護並強化少年勞工保護：修訂懷孕者與產後女性禁止從事危險或有害工作範圍並強化少年勞工保護。
5. 明訂雇主賠償責任與通報：若有勞工因職業傷病送醫，雇主應該限期通報。其次，承攬人的勞工發生職

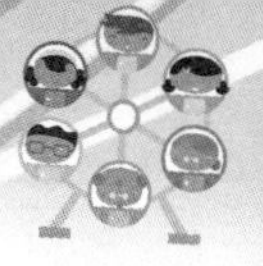

業災害，原事業單位應該負擔連帶賠償責任。

6. 其他：機械、設備及化學品源頭管理機制、石化業等高危安產業之定期製程安全評估監督機制、增列勞工立即危險作業得退避規定，另明訂罰鍰、民刑事賠償與行政處罰。

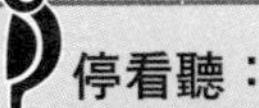

停看聽：

職災補償8部曲：假設勞工因勞基法職災意外而受傷就醫。

1. 以職災身分就醫，可免除全民健保之所有部分負擔。
2. 分批請領職災傷病給付，包含住院或門診治療期間皆可納入計算。
3. 分批請領公司的團體職災保險與團體醫療保險相關給付。
4. 經治療一段期間後，症狀穩定無法改善則可申請失能給付或失能年金。
5. 依據職災保護法請領殘廢生活津貼等各項津貼。
6. 分批請領公司的團體職災保險、團體醫療保險與團體意外保險等相關給付。
7. 若累積領取金額低於勞基法補償金額，勞工再向公司人資部門申請補償。補償金額=勞基法補償標準-勞保或職災保險給付-公司付費團險之各項給付。
8. 公司或雇主顯有過失，勞工可於限期內提出民事告訴或刑事附帶民事告訴，向公司或雇主請求賠償。

小範例：

勞工小莉因為發生職災造成殘廢，不幸成為植物人，符合第一級1200天規定，小莉的平均工資為6萬(不含非經常性工資：年終獎金、差旅費)，勞保投保薪資為4.39萬，請問勞基法與職災保險的失能殘廢給付或失能補償金額各為多少？

職災保險給付=43,900/30×1200×1.5=2,633,400

勞基法補償責任=60,000/30×1200×1.5=3,600,000

差　　距：966,600，差距部分可透過商業團體職業災害保險彌補責任缺口。

第五節 職業災害請領實務個案與請領表格範例

一、職業災害請領實務個案

案例：小輝由於長期搬挪重物與施工，導致椎間盤突出經常腰椎疼痛，沒有辦法繼續工作，必須就醫治療。

就小輝來說，假設平均工資為65,000元，勞保或職業災害保險平均投保薪資為43,900元，他依序應該留意那些給付或補償呢？摘要表列如下：

項目別	給付金額概算
1.勞保或職業災害保險傷病給付	●假設醫療期間6個月 ●申請傷病給付：第4天起，每月可請領70%的投保薪資(30,730元) ●以職災身分就醫，可以不用自己負擔5%或10%的健保部分負擔
2.勞保或職業災害保險(殘廢)失能給付	●依照殘廢失能等級給付 ●假設符合第12級，適用給付標準為150天，一次失能給付金219,450元
3.職業疾病生活津貼(職業災害勞工保護法)	●職業疾病生活津貼：每月補助金額為1,800元 ●未投保勞工保險仍可享有本項職災保障
4.勞基法 (公司通常以團體職業災害保險與其他團體保險補償)	●假設醫療期間6個月 ●公司必須依照平均薪資補償員工，而非以勞保投保薪資補償員工 ●公司補償金額，可先扣除勞保職災保險給付 ●必要醫療費用補償金額：掛號費、病房費差額與部分負擔等費用 ●醫療期間工資缺口：每月約34,270元 ●職災失能補償缺口：105,600元

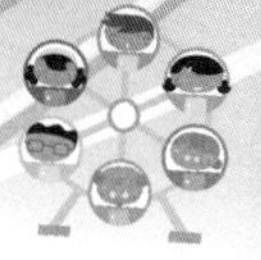

二、職業災害請領實務個案

案例：小輝在工廠工作時墜落受傷，可以申請那些職業傷病津貼。

事故一：勞工平均投保薪資為30,000元，勞工發生職災造成任一腳趾功能喪失(第15級)，前後門診或住院治療共10天

給付或津貼 / 勞工身分	已投保勞保或職災保險	未投保勞保或職災保險
勞保或職災保險給付	●傷病給付：4,900元 ●失能給付：45,000元	●傷病給付：無 ●失能給付：無
職業災害勞工保護法津貼	不符規定	不符規定

事故二：勞工平均投保薪資為30,000元，勞工發生職災造成一下肢顯著運動失能(第7級)，前後門診或住院治療共30天

給付或津貼 / 勞工身分	已投保勞保或職災保險	未投保勞保或職災保險
勞保或職災保險給付	●傷病給付：18,900元 ●失能給付：660,000元	●傷病給付：無 ●失能給付：440,220(假設最低投保薪資為20,008元)
職業災害勞工保護法津貼	●殘廢生活津貼：每月5,850元，合計最高給付60個月 ●於受訓期間，每月改領取14,050元(最高24個月) ●輪椅等器具補助：每年最多4項，限額6萬元	●殘廢生活津貼：每月5,850元，合計最高給付36個月 ●於受訓期間，每月改領取14,050元(最高24個月) ●輪椅等器具補助：每年最多4項，限額6萬元

三、職業災害相關表格範本

職業安全衛生法

中華民國63年4月16日總統(63)臺統(一)義字第1604號令公布
中華民國80年5月17日總統華總(一)義字第2433號令修正公布
中華民國91年5月15日總統華總一義字第09100093800號令修正公布第六條條文
中華民國91年6月12日總統華總一義字第09100116850號令公布增訂第三十六條之一條文；修正第六條、第八條、第十條、第二十三條及第三十二條條文
中華民國102年7月3日總統華總一義字第10200127211號令修正公布名稱及全文55條；施行日期，由行政院定之（原名稱：勞工安全衛生法）

第一章 總 則

第 一 條 為防止職業災害，保障工作者安全及健康，特制定本法；其他法律有特別規定者，從其規定。

第 二 條 本法用詞，定義如下：

一、工作者：指勞工、自營作業者及其他受工作場所負責人指揮或監督從事勞動之人員。

二、勞工：指受僱從事工作獲致工資者。

三、雇主：指事業主或事業之經營負責人。

四、事業單位：指本法適用範圍內僱用勞工從事工作之機構。

五、職業災害：指因勞動場所之建築物、機械、設備、原料、材料、化學品、氣體、蒸氣、粉塵等或作業活動及其他職業上原因引起之工作者疾病、傷害、失能或死亡。

第 三 條 本法所稱主管機關：在中央為行政院勞工委員會；在直轄市為直轄市政府；在縣（市）為縣（市）政府。

本法有關衛生事項，中央主管機關應會商中央衛生主管機關辦理。

第 四 條 本法適用於各業。但因事業規模、性質及風險等因素，中央主管機關得指定公告其適用本法之部分規定。

第 五 條 雇主使勞工從事工作，應在合理可行範圍內，採取必要之預防設備或措施，使勞工免於發生職業災害。

機械、設備、器具、原料、材料等物件之設計、製造或輸入者及工程之設計或施工者，應於設計、製造、輸入或施工規劃階段實

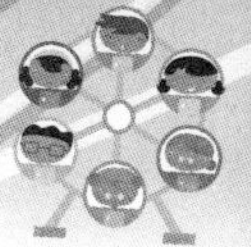

職業災害勞工補助及核發辦法第十四條附表

性質	輔助器具類別		最高補助金額新臺幣（元）	最低使用年限(年)	補充規定
生活輔助類	點字機		21,600	10	
	點字板		1,800	10	
	數位錄放音器		2,000	5	
	盲用手錶		1,800	5	
	安全杖		700	3	
	弱視特製眼鏡或放大鏡		5,000	5	
	輪椅		5,000	3	
	枴杖		1,000	2	
	助行器		1,500	5	
	特製三輪機車、輪椅直上式機車		50,000	5	1、應具有特製三輪機車駕駛執照、行照。 2、本項費用含加裝輔助輪之改裝費用。
	特製三輪機車改裝		10,000	5	應具有特製三輪機車駕駛執照、行照。
	機車倒退輔助器		8,000	3	1、應具有特製三輪機車駕駛執照、行照。 2、機車倒退輔助器限騎乘特製三輪機車或輪椅直上式機車。
	傳真機		4,000	3	以「戶」為補助單位。
	火警閃光警示器		2,000	3	以「戶」為補助單位。
	安全帽（護頭盔）		1,000	5	
	特製桌椅		7,000	3	
	居家無障礙設施設備	電話閃光震動器	2,000	10	
		門鈴閃光器	2,000	10	
		無線震動警示器	2,000	10	
		電話擴音器	2,000	10	
		門（加寬、折疊門、剔除門檻、自動門）	6,000	10	1、診斷證明：須由復健科醫師開具。 2、評估報告：須由相關治療師到宅評估後開具。
		扶手（含連續型扶手）	30,000	10	

護　行政院勞工委員會 勞工保險局

職業災害勞工 職業疾病生活津貼 / 身體障害生活津貼 / 看護補助 申請書暨補助收據

受理號碼

（填寫前請詳閱背面說明）　　申請日期：100 年 1 月 20 日

1 申請人簽章	張大同　（張大同印）	2 出生日期	民國 52 年 03 月 31 日
		3 身分證號	B 1 0 0 9 0 0 4 1 2
4 監護人簽章		5 出生日期	民國 年 月 日
		6 身分證號	
7 聯絡方式	現住址：106 台北市大安區信義路一段 38 巷 23 弄 45 號　電話：02-8590****　/行動電話：0910-222333		

8 申請類別

☑ 職業疾病生活津貼（符合勞工保險失能給付[illegible]規定之項目）

☐ 身體障害生活津貼（符合勞工保險失能給付標準[illegible]項目）

（申請上開生活津貼不得[illegible]勾選兩項）

*應備書件：勞工保險失能診斷書。

☐ 看護補助（請務必勾選下列聲明）

（[illegible]失能給付標準所定精神失能種類、神經失能種類[illegible]胸腹部臟器失能種類或皮膚失能種類第一等級及第[illegible]失能標準之規定）

☐有 [illegible] 依其他法[illegible]定請領看護補助

*應備書件：勞工保險失能診斷書。

9 職災事故簡述－請具體說明發生[illegible]故與執行職務之因果關係（發生[illegible]事故者，請檢附警察機關[illegible]「道路交通事故證明書」[illegible]由本局印製之上下班或公出途[illegible]發生事故而致傷害證明書）

97.5.1 [illegible]給付退保後，[illegible]醫師診斷慢性鉛中毒，[illegible]從事[illegible]工作[illegible]關

10 傷害日期	年 月 日	11 審定失能日期	[illegible]8 年 4 月 2 日

12 帳戶類別

--------浮貼申請人在金融機構存簿封面影本處--------

※匯入申請人在郵局或金融機構之帳戶（下列（1）或（2）任選一種）

（1）金融機構存簿(B)金融機構名稱：台北富邦 銀行（庫局） 大安 分行（支庫局）

總代號	分支代號	帳號 金融機構存款帳號（分行別、科目、編號、檢查號碼）
0 1 2	3 4 5 6	0 1 2 3 4 5 6 7 8 9 0 1 2 3

（2）郵政存簿儲金(H)局號：□□□□□□□－□　帳號：□□□□□□□－□

13 本人同意　貴局可因審核補助需要逕向健保局或其他有關機關團體調閱相關資料。

申請人簽章（如有監護人請一併簽章）：（張大同印）

14 職災事故當時無參加勞保者，請務必加填雇主資料【職災事故當時有參加勞保者，以下資料無須填寫】

受僱單位名稱：＿＿＿＿＿＿＿＿（請填寫全銜）

地址：＿＿＿＿＿＿＿＿ 電話：＿＿＿＿

雇主（負責人）姓名：＿＿＿＿ 身分證號：＿＿＿＿

住址：＿＿＿＿＿＿＿＿ 電話：＿＿＿＿

※申請職業災害勞工保護法各項津貼或補助，無須透過投保單位申請，亦無須委由他人代辦。如有疑義，請電洽本局 02-23961266 轉 3279。

9910

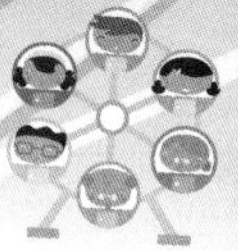

護　行政院勞工委員會 勞工保險局　職業災害勞工 殘廢補助／**死亡補助**／家屬補助 申請書暨補助收據

受理號碼：

（填寫前請詳閱背面說明）　申請日期：100年1月20日

欄位	姓名	印	項目	內容	10 死亡勞工與申請人之關係
1 申請人簽章	林小強	林小強印	2 出生日期	民國 86 年 7 月 8 日	
			3 身分證號	Q 1 2 7 4 5 6 7 8 9	
4 死亡勞工姓名	黃小花		5 出生日期	民國 58 年 10 月 8 日	
			6 身分證號	Q 2 2 3 4 5 6 7 8 9	母子
7 監護人簽章	林曉添		8 出生日期	民國 56 年 1 月 8 日	
			9 身分證號	Q 1 2 2 4 5 6 7 8 9	

11 聯絡方式　現住址：2 3 4　電話：02-29120333　/行動電話：0919-233000

新北市永和區中[illegible]路1段2巷3弄78號3樓

12 申請類別　☐ 殘廢補助 [illegible]　☑ [illegible]補助 [illegible]　☐ 家屬補助（十萬元）

＊應備書件：勞工保險[illegible]診斷書　＊應備[illegible]：1. 死[illegible]斷書或檢察官相[illegible]體證明書　2. 載[illegible]災勞工死亡日期[illegible]請人之全戶戶籍謄本

13 職災事故簡述－請具體證明發生[illegible]與執行職務之因果關係（發生交通事[illegible]者，請檢附警察機關出具之『道路交通事故證明書』，並加填由本局印製[illegible]工班或公出途中發生事故而致傷害[illegible]明書）

[illegible]製作遮陽棚[illegible]體安裝作業，發生遮陽棚倒塌遭壓致死

14 傷害日期　[illegible] 月 [illegible] 日　15 審定失能或死亡日期　[illegible] 年 [illegible] 月 [illegible] 日

16 帳戶類別

－－－－－－貼申請人在金融機構存簿封面影本處－－－－－－

※匯入[illegible]人在金融機構或[illegible]局之帳戶（下列（1）或（2）任[illegible]一種）

（1）金融機構存簿(B)[illegible]機構名稱：＿＿＿＿＿＿＿＿銀行（農會）＿＿＿＿＿＿＿＿分行（支庫局）

總代號 □□□□　分支代號 □□□□　帳號 金融機構存款帳號（分行別、科目、編號、檢查號碼）□□□□□□□□□□□□□□

（2）郵政存簿儲金(H)局號：0 1 1 2 0 1－4　帳號：1 2 3 4 0 1－2

17 本人同意　貴局可因審核需要逕向健保局或其他有關機關團體調閱職災勞工相關資料。

申請人簽章（如有監護人請一併簽章）：林小強印　林曉添印

18 職災事故發生當時，無參加勞保者，請加填以下資料【職災事故當時有參加勞保者免填】

受僱單位名稱：力力建築工程行（請填寫全銜）

地址：桃園縣桃園市忠孝東路19號　電話：03-1212124

雇主（負責人）姓名：朱小力　身分證號：B111222345

此次事故 ☑ 無領取雇主發給之補償金。

☐ 有領取雇主發給之補償金（如與雇主已達成和解請檢附和解書等相關證明文件）。

領取補償金額：＿＿＿＿＿＿＿＿＿＿

（請用壹、貳、參、肆、伍、陸、柒、捌、玖、零等大寫並於數末加一整字）

※申請職業災害勞工保護法各項津貼或補助，無須透過投保單位申請，亦無須委由他人代辦。如有疑義，請電洽本局 02-23961266 轉 3279。　9910

第六節 精選考題與考題解析

1. 蔡小姐，平均投保薪資皆為43,000，勞保年資為30年，因職業災害事故導致終身永久失能無工作能力，請問蔡小姐可領取多少金額之失能給付？

(1)19,995元

(2)16,770元

(3)每月19,995元加上一次給付 860,000元。

(4)每月19,995元加上一次給付430,000元。

解答：【3】

●43,000 × 30 × 1.55% = 19,995

●另加二十個月的永久失能一次給付860,000元

2. 廖小姐，平均投保薪資皆為43,000，勞保年資為30年，因職業災害身故，身故後遺有未成年子女共二人與低收入配偶，請問廖小姐的遺屬可領取多少金額之死亡給付?

(1)29,993元

(2)19,995元

(3)每月29,993元加上一次給付430,000元。

(4)每月19,995元加上一次給付430,000元。

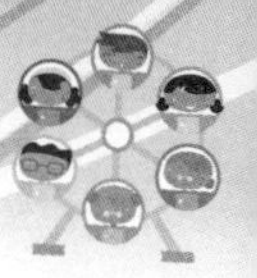

解答：【3】

●43,000x1.55%x30x1.5=29,993元

●另加上10個月一次補償金=43萬

3. 方先生的弟弟小方發生職災後，依據職業災害保險法所享有之保障，下列敘述何者正確？

(1)雇主可在小方停止工作期間或醫療期間內，一次給付40個月之平均工資並終止契約

(2)如小方因而死亡，雇主除給予5個月喪葬費外，並應一次給予遺屬 40 個月平均工資之死亡補償

(3)如小方之公司僅有 3 人，雇主未為其投保勞工保險，小方若發生殘廢失能或身故，可依勞保最低投保薪資申領殘廢給付、死亡給付與喪葬費用。

(4)如小方因職災而被要求強制退休，且當時年資有 13 年，則雇主應給付 26 個基數之退休金

解答：【2】【3】

●雇主只能在二年期滿時終結工資補償

●13×2×1.2＝31.2個基數

(修訂自CFP考題、金融研訓院理財規劃人員模擬考題歷屆考題或作者自編)

生涯規劃篇：

生涯規劃的過程，一定要費心費力思考詢問，不能完全依賴父母與同儕意見；更不要人云亦云，毫無主見。別忘了，這是您個人專屬的生涯規劃，而不是父母、同學、老師或別人喔！

生涯規劃的過程，就好比人生旅程，有起點、有目的地，您可以搭乘直達高鐵直達目的地，也可以中途下車旅遊，下次再向最後目的地邁進。

沒有目標的人生、您的人生就好比是汪洋中的獨木舟般、在濃霧中迷路般、在旅途中總是搭錯車般，永遠不知道自己身在何處、心在何處、航向何方、何時到達目標、何時結束迷途、何時脫離苦難煩惱、何時才能自我實現！

第七章
汽車責任保險及車禍理賠要點與個案範例

- 我騎車被撞了，怎麼辦？
- 強制險有保財損嗎？
- 我可以直接向產險公司申請理賠嗎？
- 加害人肇事逃逸，強制險理賠可向誰求償？
- 我要多久之內提出刑事或民事告訴？
- 我骨折斷裂，持續治療中，請問我可向對方申請工作收入損失與精神慰撫金嗎？
- 醫療費用部分，請問我可以申請多久期間？
- 對方一直沒有誠意和解，怎麼辦？

第一節 汽機車第三人責任保險理賠要點

一、強制汽機車責任保險與任意第三人責任險之比較

強制汽機車責任保險為強制投保的政策性保險，概念上不論雙方是否有過失，若第三人有傷亡，強制汽機車責任保險都會賠償予第三人。而且，強制責任險的承保範圍只承保人身傷亡事故，104年理賠金額規定如下：

1. 身故理賠金額為200萬。
2. 殘廢失能理賠則依照殘廢等級而定，最高理賠200萬元。
3. 醫療給付最高額度20萬元且各醫療項目訂有理賠限額。

為使車禍責任保障更加完整，建議車主另外投保包含第三人財產損失與更高的人身傷亡損害賠償金額之任意汽機車第三人責任保險。另外，駕駛人與被保險人的配偶及同居家屬、乘客或執行職務的受僱員工，通常無法擁有任意第三人責任保險的人身或財產的損害賠償。因此建議駕駛人與被保險人、家屬、乘客等人須另外投保意外保險、醫療保險與乘客責任險，才可以保障到自己、家人與乘客。

構面/險種別	強制第三人責任保險	任意第三人責任保險
強制投保與否	是	否
理賠基礎	基本(限額理賠)	超額理賠責任

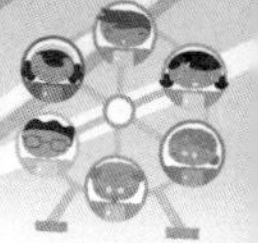

構面/險種別	強制第三人責任保險	任意第三人責任保險
經營模式	公辦民營	民營
賠償責任	限額無過失責任	過失責任且受賠償請求
主要理賠給付項目	●死亡給付 ●殘廢給付 ●傷害醫療給付	●死亡給付 ●殘廢給付 ●傷害醫療給付 ●財產損害給付 ●精神補償或慰問金等各項給付 ●其他體傷與財產賠償
除外對象	●駕駛人 ●故意行為或犯罪行為	●被保險人、被保險人配偶及其同居家屬 ●被保險人所僱用之駕駛人及所屬之業務使用人 ●被保險人許可使用或管理被保險汽車之人 ●乘客或上下被保險汽車之人 ●駕駛被保險汽車之人、駕駛人之同居家屬 ●故意行為、犯罪行為或其他除外事項
承保對象	●車外第三人 ●乘客	●車外第三人

二、強制汽機車責任保險理賠項目與金額

1. 傷害醫療給付：限額內可檢據申請，採實報實銷方式理賠，被保險人可採副本申請傷害醫療給付；104年傷害醫療給付金額最高為20萬元，各項目之理賠限額規定如下：

(1)急救或護送費用：無限額規定。

(2)診療費用

a. 病房費差額：每日限額1,500元。

b. 膳食費：每日限額180元。

c. 義肢器材或裝置費：每一肢50,000元。

d. 義齒器材及裝置費：每齒10,000元，最高50,000元。

e. 義眼器材及裝置費：每顆10,000元。

f. 其他非健保給付之醫療材料及非具積極治療性裝具：最高20,000元。

(3)交通費：最高20,000元。

(4)看護費用：每日限額1,200元，最高給付30日。

(5)財損理賠：無。

2.殘廢給付：依照殘廢等級理賠，區分15等級205項。104年第1等級理賠金額為200萬；第15等級理賠金額為5萬。

3.死亡給付：採定額給付，104年理賠金額為200萬元；無每一事故最高理賠上限或人數上限。

小叮嚀：

- 針對未投保第三人責任保險肇事或肇事逃逸車輛，受害人可向汽車交通事故特別補償基金請求賠償。
- 請求權人對於保險人之保險給付請求權，自知有損害發生及保險人時起，二年間不行使而消滅。自汽車交通事故發生時起，逾十年者，同樣時效消滅。

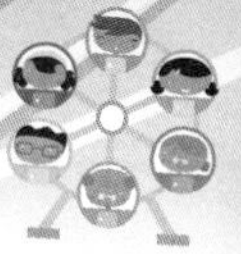

三、任意第三人責任險理賠項目與金額

1. 體傷死亡理賠項目：[46]
   (1)急救或護送費用：緊急救治或護送傷亡者，所必需之實際費用。
   (2)醫療費用：須具有執照之醫療院所所開具之醫療費用單據，包括掛號、醫藥、X光檢查等必需費用，如向藥房購買藥品，藥品單據應由主治醫師簽證。關於醫療費用單據，若傷者於私立醫院就醫，應請院方就治療之經過，將手術費、藥品費、住院費、檢查費等分項開列清單；貴重藥品應加註藥品名稱、廠牌及數量、單價，才能核銷。
   (3)交通費用：受傷者在治療期間來往醫院所必需之實際交通費用為限。
   (4)看護費用：傷情嚴重確實必要者為限，但僱用特別護士時，須有主治醫師認為必要之書面證明。
   (5)診斷書、證明書費用：診斷書須由合格醫師所開立，並儘量要求醫師在診斷書上填寫該治療期間需否住院，住院日數以及療養方法與時間並作詳確之估計。
   (6)喪葬費用及精神慰藉金：參照被害者之工作收入、

46 參酌任意汽車第三人責任險條款與陳伯燿等 (2012)

受扶養之遺屬人數、生活程度及當地習慣等，給付合理的喪葬費用及精神慰藉金。

(7)後續自療費用：得視受傷情形及病癒程度，並參照已支用之醫藥費及醫師診斷書所註明之應繼續治療時間，給予必需之後續自行治療費用。

(8)其他體傷賠償：以第三人依法可請求賠償者為限。

2. 財損理賠範圍：

(1)運費：搬運第三人財物損壞所必需之實際費用。

(2)修復費用：修復第三人財物所需費用。但以該第三人受損財物之實際現金價值(重置成本-實際折舊)為準。

(3)補償費用：第三人之寵物、衣服、家畜、紀念品等因遭受損害，無法修理或恢復原狀得按實際損失協議理賠。

(4)其他財損賠償：以第三人依法可請求賠償者為限。

3. 不保事項摘要：

(1)因尚未裝載於被保險汽車或已自被保險汽車卸下之貨物所引起之任何賠償責任，但在被保險汽車裝貨卸貨時所發生者，仍須理賠。

(2)乘坐或上下被保險汽車之人死亡或受有體傷或其財物受有損失所致之賠償責任。

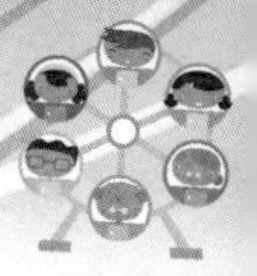

(3)被保險人、使用或管理被保險汽車之人、駕駛被保險汽車之人、被保險人或駕駛人之同居家屬及其執行職務中之受僱人死亡或受有體傷所致之賠償責任。

(4)被保險人、使用或管理被保險汽車之人、駕駛被保險汽車之人、被保險人或駕駛人之同居家屬及其執行職務中之受僱人所有、使用、租用、保管或管理之財物受有損害所致之賠償責任。

(5)被保險汽車因其本身及其裝載之重量或震動，以致橋樑、道路或計量臺受有損害所致之賠償責任。

(6)被保險汽車因汽車修理、停車場（包括代客停車）、加油站、汽車經銷商或汽車運輸等業務，在其受託業務期間所致之賠償責任。

停看聽：

- 103年3月1日起，被保險人酒後駕車遭警方取締，將列入該被保險人所駕駛車輛車主的記錄。該車主名下的汽車投保強制汽車責任保險，每違規1次將加費2,100元，而且加費之車數及加費金額沒有上限。
- 建議衛福部與金管會、交通部，關於全民健保對於強制責任險車禍醫療之代位求償，可限縮為酒駕與肇事逃逸案件才適用代位，否則強制險因全民健保代位求償而虧損，不也需由全民負擔。另外現行乘客責任險採過失賠償基礎，應改依限額無過失責任，對乘客才真有保障，否則駕駛人若無過失，乘客並無法獲得乘客責任險的理賠。

強制汽車責任保險給付標準 (民國 103 年 10 月 17 日 修正)

第 1 條　本標準依強制汽車責任保險法（以下簡稱本法）第二十七條第二項規定訂定之。
財團法人汽車交通事故特別補償基金（以下簡稱特別補償基金）依本法規定為補償時，除第二條第六項規定外，準用本標準之規定。

第 2 條　受害人因汽車交通事故致身體傷害，強制汽車責任保險（以下簡稱本保險）之保險人依本法規定為傷害醫療費用給付時，以其必須且合理之實際支出之相關醫療費用為限。但每一受害人每一事故之傷害醫療費用給付總額，以新臺幣二十萬元為限。
前項所稱之相關醫療費用，指下列各款費用：
一、急救費用：指救助搜索費、救護車及隨車醫護人員費用。
二、診療費用：
（一）受害人以全民健康保險之被保險人診療者，包括下列：
1.全民健康保險法所規定給付範圍之項目及受害人依法應自行負擔之費用。
2.非全民健康保險法所規定給付範圍之項目，以病房費差額、掛號費、診斷證明書費、膳食費、自行負擔之義肢器材及裝置費、義齒或義眼器材及裝置費用，及其他經醫師認為治療上必要之醫療材料（含輔助器材費用）及非具積極治療性之裝具所需費用為限。
（二）受害人非以全民健康保險之被保險人診療者，其診療費用不得高於衛生福利部所訂全民健康保險自墊醫療費用核退辦法規定急診、門診治療日或出院日前一季之平均費用標準。但請求權人就其全部診療費用，提供該全民健康保險給付項目及費用之證明文件時，得按受害人以全民健康保險之被保險人診療者之規定核付。

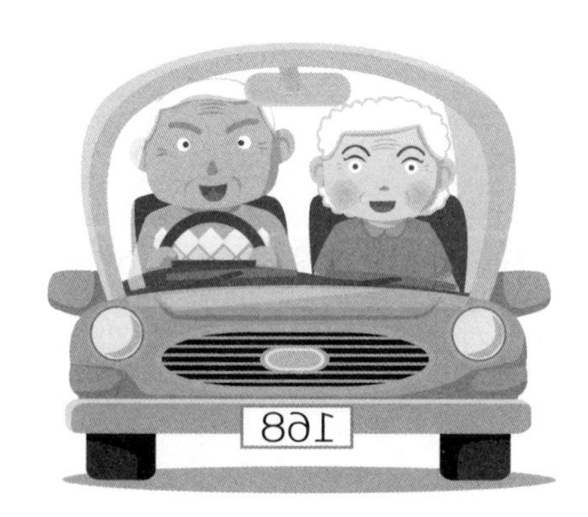

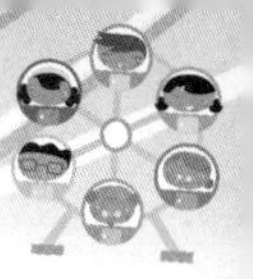

第二節　車禍告訴與和解要點及和解書範例

一、交通事故應負的責任

1. 行政責任：指違反交通法規而遭吊銷駕照或罰鍰等行政處分。
2. 刑事責任：
   (1)因車禍致人受傷為過失傷害罪：屬於告訴乃論的罪，須受害人提出告訴，如受害人或其家屬未提起告訴或在判決前撤回告訴，加害人不需負此刑責。刑法過失傷害罪，受害人需在六個月內提出刑事告訴，否則時效消滅；時效消滅後，加害人得主張時效消滅而免除刑事責任。
   (2)因車禍致人死亡屬過失致死罪：過失致死罪屬於非告訴乃論罪，不須受害人提出告訴，檢察官即得偵辦調查與起訴。
3. 民事責任：
   民法之侵權行為損害賠償責任包括：
   (1)造成他人財物損壞之合理修復費用或無法修復時購置之合理費用。
   (2)造成他人傷亡時之合理且必要賠償費用。
   受害人需在二年內提出民事告訴，否則時效消滅；時效消滅後，加害人得主張時效消滅而免除民事賠償責任。

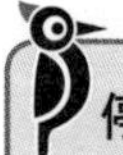

停看聽：

- 刑事訴訟法第237條 告訴乃論之罪，其告訴應自得為告訴之人知悉犯人之時起，於六個月內為之。得為告訴之人有數人，其一人遲誤期間者，其效力不及於他人。
- 民法第197條 因侵權行為所生之損害賠償請求權，自請求權人知有損害及賠償義務人時起，二年間不行使而消滅。自有侵權行為時起，逾十年者亦同。
- 受害人可在六個月內提出刑事附帶民事告訴，要求加害人負刑事責任並請求人身損害與財產損害之民事賠償。

二、交通事故過失比例[47]簡易要點參酌

1. 車輛行進中追撞，則後行車輛需賠付前行車輛之損壞，後車負100%過失責任。但若前車有超速、違規煞車或不當交通違規事件(非車禍主因)，前車也需要依個案分攤肇責，例如：前車負擔30%過失責任比例，後車承擔70%之過失責任比例。另外，若因前車倒車而導致車禍發生，前車應負100%過失責任或主要過失責任。

47 參陳伯耀等（2012），汽車保險，第五章；保發中心（1992），第七章；道路交通安全規則與道路交通管理處罰條例。

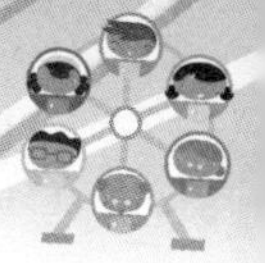

停看聽：
作者實際協助處理車禍個案時，也曾遇到後車追撞前車，但前車需要負70%過失比例的個案。原因是因為前車在快車道路中央突然違規停車且為無照駕駛，因而導致後方機車碰撞受傷。實際車禍過失比例因個案而異，需依照法院判決、車輛行車事故鑑定委員會之鑑定結果或參酌道路交通事故初步分析研判表。

2. 轉彎車應讓直行車先行，否則轉彎車負擔100%過失責任。若直行車有超速或不當交通違規情形(非車禍主因)，直行車分攤30%過失責任、轉彎車則負擔70%過失責任。

3. 支線道車輛應讓主幹道車輛先行，否則支線道車輛負擔100%過失責任。若主幹道車輛有超速或不當交通違規情形(非車禍主因)，主幹道車輛分攤30%過失責任、轉彎車則負擔70%過失責任。

4. 路邊停車後，從路邊起駛開往車道、未禮讓行進中車輛先行因而導致車禍，路邊起駛車輛應負100%過失責任；若行進中車輛有超速或不當交通違規情形(非車禍主因)，行進中車輛分攤30%過失責任、路邊起駛車輛則負擔70%過失責任。

5. 因車輛闖紅燈或紅燈右轉而導致車禍，應負100%過失責任；若被撞車輛有超速或不當交通違規情形(非車禍主因)，應分攤30%過失責任，闖紅燈或紅燈右轉車輛負擔70%過失責任。

6. 車輛開啟或關閉車門未注意後方來車，不當開關車門的車輛或乘客須負擔100%過失責任；若後方來車有超速或不當交通違規情形(非車禍主因)，行進中車輛分攤30%過失責任、不當開關車門車輛或乘客則負擔70%過失責任。

7. 逆向行駛車輛撞擊另一車輛，逆向行駛車輛應負擔100%的過失責任；若受撞車輛有超速或不當交通違規情形(非車禍主因)，受撞車輛分攤30%過失責任，逆向行駛車輛則負擔70%過失責任。

8. 行駛縮減車道之車輛，應該禮讓直行車道車輛先行，否則發生車禍，縮減車道車輛需要負擔100%的過失責任；若直行車輛有超速或不當交通違規情形(非車禍主因)，直行車輛分攤30%過失責任、縮減車道車輛則負擔70%過失責任。

三、車禍相關證明文件與要點

1. 受害人發生車禍時，應立即報警處理；隨後，應通知

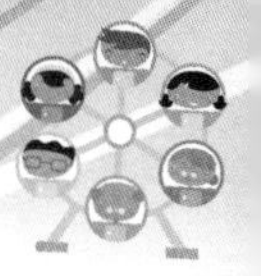

產險公司處理。

2. 當事人取得當事人登記聯單時應留意聯單內容，並保留行車紀錄器影像及拍攝對方違法違規事證照片。
3. 事故發生後約7日：可向交通事故處理警局或分局申請提供道路交通事故現場圖與現場照片。
4. 事故發生後約30日：可向交通事故處理警局或分局申請提供「道路交通事故初步分析研判表」；另外也可以向各縣市之車輛行車事故鑑定委員會申請車禍鑑定。[48]
5. 若有傷亡，受害人或其遺屬另應檢具身分證明文件、診斷證明書及醫療費用收據或死亡證明書等相關文件，向產險公司或特別補償基金申請理賠；並於半年內向加害人提出刑事告訴或提出刑事附帶民事告訴。

四、車禍調解或和解注意事項

1. 留意民事與刑事消滅時效：刑事告訴之消滅時效為六個月、民事告訴之消滅時效為二年，建議若三個月內和解不成，先行提出刑事告訴或刑事附帶民事告訴。
2. 車禍調解地點宜慎選：諸如：警察局、區公所、法院等地較適合，不建議在受害者家裡或親友家裡洽談和解。

48 鑑定費用約 3 千元。

3. 和解書之內容需要留意：務必約定和解金額之支付時限並要求對方與對方親友放棄一切民事與刑事告訴或求償權利。
4. 建議須有見證人：透過調解委員會調解較佳，因為有調解委員擔任見證人。另外，若對方為未成年人，務必有法定代理人簽名或由父母擔任連帶保證人。
5. 保管相關單據：各項單據應妥善保管，例如：醫療費用單據、醫師診斷證明書、X光或電腦斷層照片、交通事故登記聯單、道路交通事故現場圖、現場照片、行車紀錄器影像與道路交通事故初步分析研判表。
6. 和解金額或賠償金額範圍：和解金額或賠償金額是否同時涵蓋人身損害與財產損害金額？是否涵蓋強制汽機車責任保險給付金額？醫療損害是否涵蓋未來的醫療與所得損失？
7. 和解過程務必通知保險公司參與，否則產險公司可以拒絕接受該和解結果。
8. 車禍過程、人、事、時、地、物與調解時間，應詳細載明。
9. 車禍調解時，調解委員會依據車禍過失責任比例，協調雙方以調解出合理必要的賠償金額，如果對於調解金額不同意或不滿意，受害人可以拒絕、不須勉強接受。
10. 應備妥和解書並由雙方親簽蓋章，切不可口說無憑而

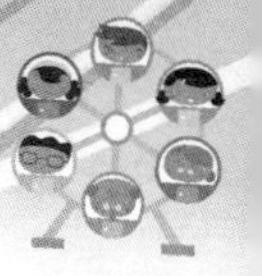

留下未來糾紛禍源。

五、車禍和解書內容建議

一、車禍事實經過

緣因＿＿＿＿＿（以下稱甲方）於民國＿＿年＿＿月日　　時所駕之車輛＿＿＿＿與＿＿＿＿（以下稱乙方）所駕之車輛＿＿＿＿於＿＿＿＿市＿＿＿＿路＿＿＿＿段＿＿＿＿處發生交通意外事故，車禍與受損證明文件如附件。甲乙雙方同意和解內容如下，並由丙方＿＿＿＿作為本次和解之見證人。

二、和解條件

甲乙雙方之本次交通意外事故，經過失相抵後雙方同意和解條件如後：

1、甲方同意賠償乙方新台幣＿＿＿＿元整的財產維修與損害相關損失。

2、甲方同意賠償乙方新台幣＿＿＿＿元整的人身與收入損害相關損失；賠償金額已包含強制汽車責任保險給付金額在內。

3、上述賠償共新台幣＿＿＿＿元整，甲方同意於民國＿＿年＿＿月＿＿日前以匯款支付完畢。甲方未於期限內以匯款支付賠償金，視同和解不成立，甲方同意支付乙方違約金新台幣＿＿＿＿元整。乙方金融機構帳戶資料如下：

三、其他約定

1、若和解成立，甲乙雙方及家屬、親友或繼承人，同意放棄法律上一切民事、刑事追訴或求償權利。

2、上述和解條件，雙方同意遵守，特立本和解書為憑，甲乙丙三方各執一份留存。

甲方(簽名)：＿＿＿＿＿＿＿＿　身份證字號：＿＿＿＿＿＿
戶籍：＿＿＿＿＿＿＿＿＿＿　電話：＿＿＿＿＿＿＿＿＿
法定代理人：＿＿＿＿＿＿＿　身份證字號：＿＿＿＿＿＿

乙方(簽名)：＿＿＿＿＿＿＿＿　身份證字號：＿＿＿＿＿＿
戶籍：＿＿＿＿＿＿＿＿＿＿　電話：＿＿＿＿＿＿＿＿＿
法定代理人：＿＿＿＿＿＿＿　身份證字號：＿＿＿＿＿＿

見證人：
丙方(簽名)：＿＿＿＿＿＿＿＿　身份證字號：＿＿＿＿＿＿
戶籍：＿＿＿＿＿＿＿＿＿＿　電話：＿＿＿＿＿＿＿＿＿

*和解地點：

中 華 民 國　　　　年　　　　月　　　　日

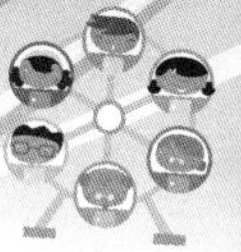

第三節 車禍相關表單文件範本

一、交通事故當事人登記聯單

2-226-512

新竹縣政府警察局道路交通事故當事人登記聯單 登記聯單號碼：

發生時間		103年02月15日09時29分	地點	新竹縣湖口鄉中山路三段富岡高幹54號(電信桿)。(附近)	
一	當事人姓名	邱	電話	09 09	申請人簽收
	車牌號碼	TV5-	備考	A	
二	當事人姓名	張	電話	09 09	申請人簽收
	車牌號碼	6J	備考	B	
三	當事人姓名		電話		申請人簽收
	車牌號碼		備考		
四	當事人姓名		電話		申請人簽收
	車牌號碼		備考		
填表人	警員張 警員張	主管	所長李 所長李	處理單位 電話 地址	6960645 (03) 6960645 (03)

附記：(1)本登記聯單由各申請之當事人收執一份，存根聯一份留存處理單位。

(2)如有需他造當事人其他個人資料(如地址等)，現場請自行協調交換，於備考欄或空白處填寫。

(3)如為主張或維護法律上之權益，而他造當事人拒絕提供資料或無法聯絡者，得向本機關申請提供。有關所申請之他造當事人個人資料，應遵守個人資料保護法等相關法令規定，不得違反利用，於無再使用之必要時，應予以銷毀。

交通事故處理當事人須知

一、因汽車交通事故致體傷、殘廢或死亡者，除單一汽車交通事故之駕駛人，或受害人之故意行為或從事犯罪行為(例如飲酒不能安全駕駛而駕駛汽車)等所致外，受害人或其繼承人均可依法申請保險金或補償金，且手續簡便，無須另支付費用委託他人代辦，詳情可向各地產物保險公司總、分支機構或財團法人汽車交通事故特別補償基金(電話：0800565678)查詢。另欲查詢肇事汽車是否為強制汽車責任保險之被保險汽車及承保公司名稱者，可檢具本登記聯單影本向財團法人保險事業發展中心(0800-825688、02-23219167、傳真：02-23219134)查詢。為了提供更快、更好的理賠或補償服務，並請被保險人或受害人或其繼承人於事故發生五日內，將事故發生的當事人、時間、地點及經過情形等資料，以書面通知保險公司。

二、當事人或利害關係人可於交通事故現場處理完畢七日後，在辦公時間內前往 竹北分局分局(或處理單位)（地址：新竹縣竹北市博愛街16號、電話：5529917）查詢事故處理情形，並可申請閱覽或核發道路交通事故現場圖、現場相片；另於事故發生三十日後，申請提供「道路交通事故初步分析研判表」。申請提供資料所需費用由申請人負擔。

三、車輛損毀或財物損失案件，請自行協調理賠，或向(鄉、鎮、市、區)公所調解委員會申請調解，或向地方法院民事庭訴請審理(民事賠償警察機關不受理、不干涉)。

四、有人員受傷案件，刑事傷害責任部分，被害人得於事故發生後六個月內，主動向肇事地點轄區分局偵查隊或地方法院檢察署提出告訴(得附帶民事訴訟)；民事賠償部分得自行協調理賠，或向(鄉、鎮、市、區)公所調解委員會申請調解，或向地方法院民事庭訴請審理。

五、當事人得於事故發生當日起六個月內逕向竹苗區車輛行車事故鑑定委員會（地址：新竹市自由路10號、電話：(03)5319312)申請鑑定。

六、當事人如為外國僑民，請向新竹縣政府警察局外事課洽辦；軍事車輛肇事請向當地憲兵機關辦理。

二、道路交通事故現場圖

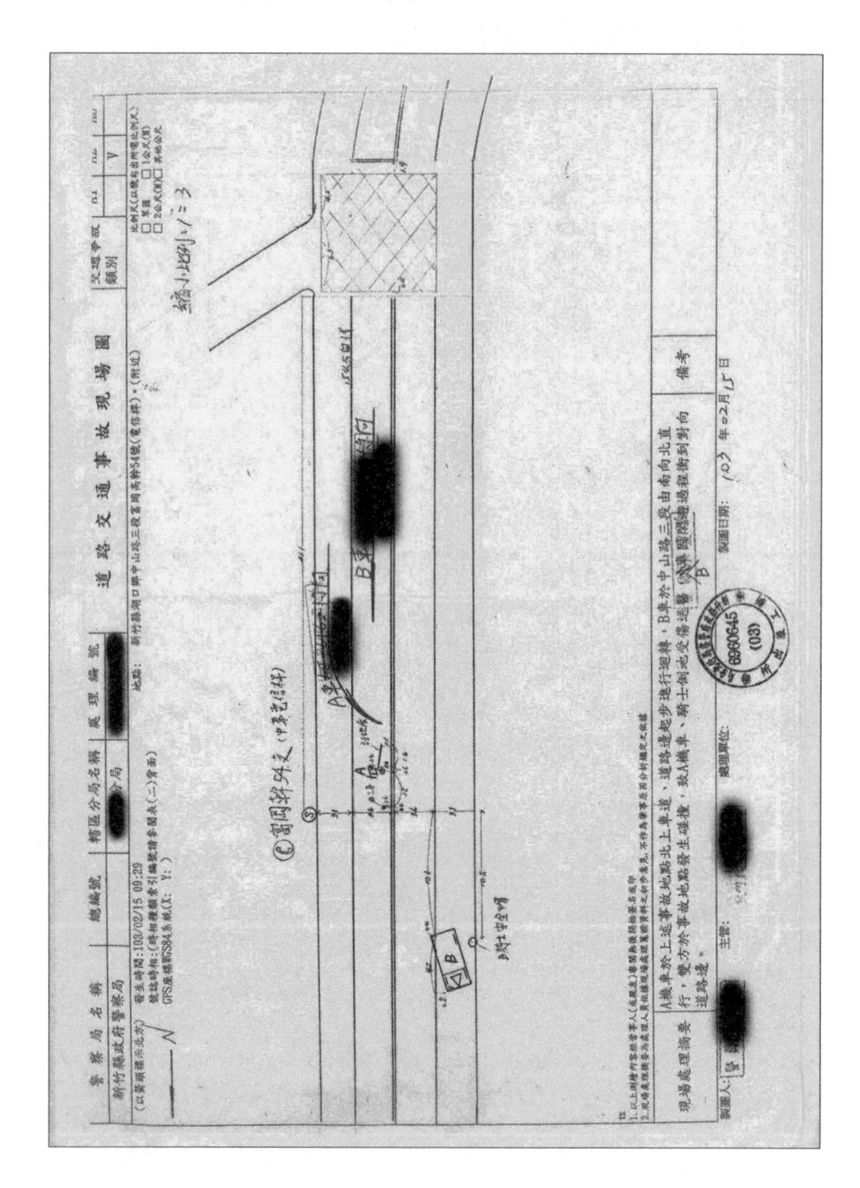

警察局名稱	總編號	轄區分局名稱	處理編號	道路交通事故現場圖	交通事故類別	A1	A2	A3
新竹縣政府警察局		分局					V	

(以箭頭標示北方) N

發生時間:103/02/15 09:29

號誌時相:(時相種類索引編號請參閱表(二)背面)

GPS座標WGS84系統(X: Y:)

地點: 新竹縣湖口鄉中山路三段富岡高幹54號(電信桿)。(附近)

比例尺(以號勾出所選比例尺) □ 草圖 □ 1公尺(M) □ 2公尺(M) □ 其他公尺

註
1. 以上測繪內容經當事人(或親友)審閱無誤簽名或印
2. 現場處理摘要為處理人員依據現場處理蒐證資料之初步意見,不作為肇事原因分析鑑定之依據

現場處理摘要	A機車於上述事故地點北上車道、道路邊起步進行迴轉,B車於中山路三段由南向北直行,雙方於事故地點發生碰撞,致A機車、騎士倒地受傷送醫,B車因閃避過程衝到對向道路邊。	備考	

製圖人: 警 主管: 處理單位: 6960645 (03) 製圖日期: 103年02月15日

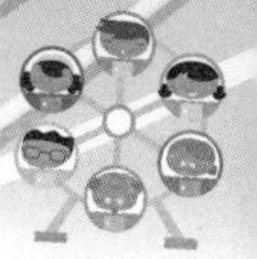

三、道路交通事故初步分析研判表

臺中市政府警察局道路交通事故初步分析研判表

肇事時間	104年02月15日15時20分	肇事地點	臺中市西區民生里民權路與市府路(口)	
當事人	車輛種類	車牌號碼	駕駛人姓名	本研判表僅供參考，非供保險理賠、訴訟求償之依據，若您對肇事原因存有疑義，請向鑑定會申請付費鑑定。
	自用小客車			
	初步分析研判可能之肇事原因（或違規事實）			
	違反號誌管制行駛。			
當事人	車輛種類	車牌號碼	駕駛人姓名	
	普通重型機車			
	初步分析研判可能之肇事原因（或違規事實）			
	尚未發現肇事因素。			
當事人	車輛種類	車牌號碼	駕駛人姓名	
	乘客			
	初步分析研判可能之肇事原因（或違規事實）			
	尚未發現肇事因素。			

此致

小姐/先生　　　　承辦人：警員

核發單位：臺中市政府警察局交通警察大隊 電話:04-23274275 地址:40768 臺中市西屯區大隆路192號

中　華　民　國　　　　104 年 03 月 12 日

附註：

一、本表係警察機關依道路交通事故處理辦法第10條所為之初步分析研判，非可供保險業者作為理賠當事人之完全依據，對於肇事原因如有疑義，仍應以「公路法」第67條所定車輛行車事故鑑定委員會鑑定之結果或法院之判決為最終之確定。

二、當事人等得依「車輛行車事故鑑定及覆議作業辦法」之規定，向臺中市區車輛行車事故鑑定委員會(地址:臺中市西區自由路1段150號7樓，電話:04-22252068)申請鑑定。

三、有關所申請之他造當事人個人資料，應遵守個人資料保護法等相關法令規定，不得違法利用。於無再使用之必要時，應予以銷毀。

四、診斷證明書

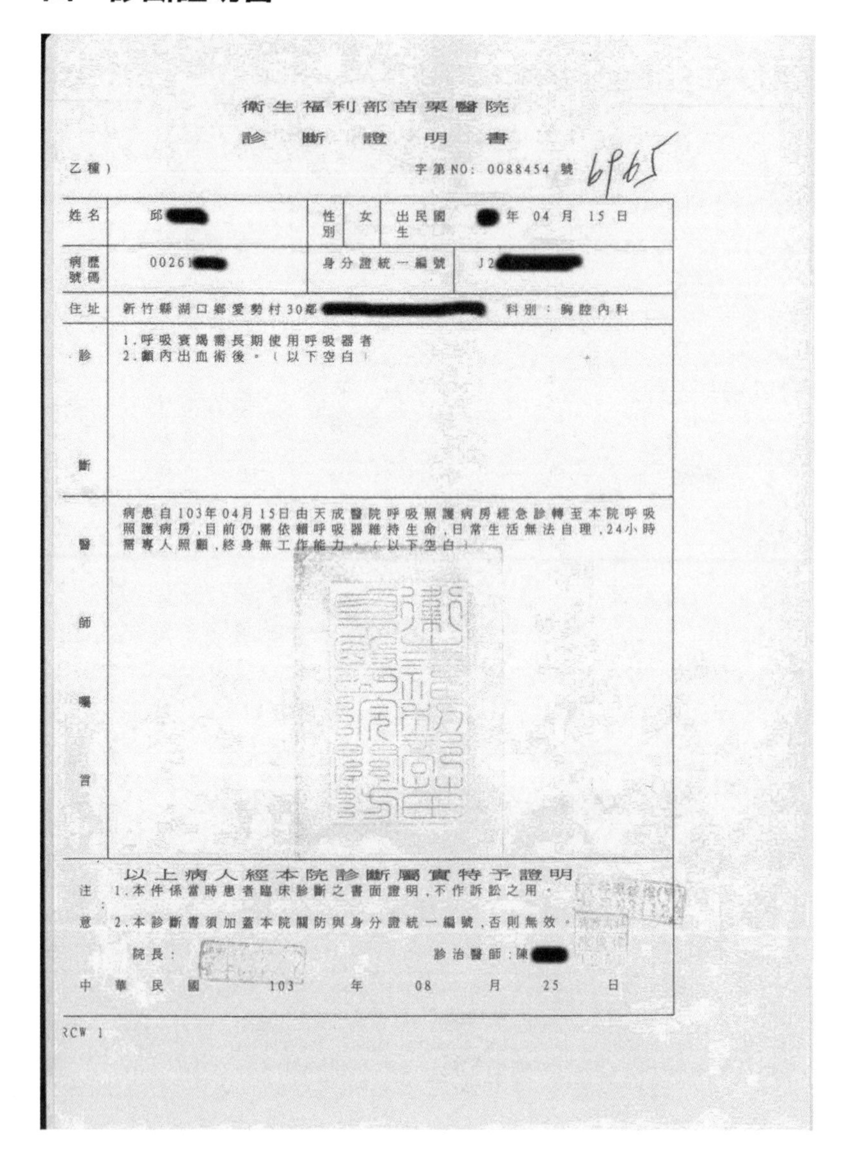

衛生福利部苗栗醫院

診 斷 證 明 書

乙種）　　字第NO: 0088454 號　6965

姓名	邱■■	性別	女	出生	民國■年 04 月 15 日
病歷號碼	00261■■	身分證統一編號		J2■■■■	
住址	新竹縣湖口鄉愛勢村30鄰■■■■			科別：胸腔內科	
診斷	1.呼吸衰竭需長期使用呼吸器者 2.顱內出血術後。（以下空白）				
醫師囑言	病患自103年04月15日由天成醫院呼吸照護病房經急診轉至本院呼吸照護病房，目前仍需依賴呼吸器維持生命，日常生活無法自理，24小時需專人照顧，終身無工作能力。（以下空白）				

以上病人經本院診斷屬實特予證明

注意　1.本件係當時患者臨床診斷之書面證明，不作訴訟之用。

2.本診斷書須加蓋本院關防與身分證統一編號，否則無效。

院長：　　診治醫師：陳■■

中 華 民 國 103 年 08 月 25 日

RCW 1

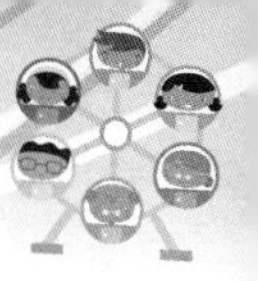

第四節 車險理賠個案與範例[49]

一、車險理賠個案與範例(一)

案例：小輝最近忘了投保強制汽車責任保險，被臨檢時開了罰單！

強制汽車責任保險保障承保車禍時，被保險人對於受害人或其他人的賠償責任，包含身體受傷、身體殘廢或死亡等事故的賠償。所以強制汽車責任保險保障的對象不是自己，而是發生車禍的對方或其他人。

萬一發生車禍，可能車禍受害人因而受傷、殘廢，甚至死亡。如果沒有投保汽車責任保險，民眾需要自己負擔對於第三人的賠償，但投保強制責任保險後，可以透過保險金支付受害人賠償金。針對汽車第三人責任保險列表比較如下：

構面/險種別	強制汽車第三人責任保險	任意汽車第三人責任保險
強制投保與否	是	否
理賠基礎	基本(限額理賠)	超額理賠責任

49 保險事業發展中心，人身保險調處個案彙編(第二輯)，P.37~41；廖勇誠，人身保險經營實務與研究，第五章，P.151~187；廖勇誠(2013)，創價新聞

構面/險種別	強制汽車第三人責任保險	任意汽車第三人責任保險
賠償責任	●限額無過失責任 ●被保險人無過失，也須賠償	●過失責任 ●被保險人有過失才會賠償
主要理賠給付項目	●死亡給付 ●殘廢給付 ●傷害醫療給付	●死亡給付 ●殘廢給付 ●傷害醫療給付 ●財產損害給付 ●精神補償或慰問金與其他各項給付
保費(男性、40歲、自用小客車)	●保費1,099元	●每人保費通常不同 ●假若每一個人體傷或死亡，最高額外賠償300萬，每一意外事故最高賠償財產損害50萬，保費約2,610元
保費(普通重型機車)	●平均保費550元	●保費750元

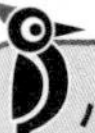

小叮嚀：

1.任意汽車第三人責任保險才有提供受害人的財物損害賠償及較高金額之人身傷亡賠償，建議同時投保強制與任意第三人責任保險，讓行車保障更周全！

2.記得汽車與機車都要投保強制第三人責任保險，否則被臨檢或取締會被警察開罰單。

二、車險理賠個案與範例(二)[50]

案例：小莉最近往返學校時因車禍碰撞而摔出，還好有佩戴安全帽而且投保傷害險與醫療險，否則真不知該怎麼辦？

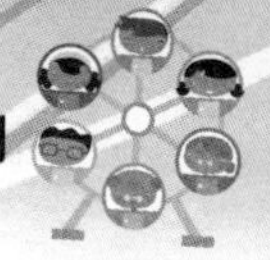

台灣機車通勤族人數實在多的驚人，依據103年底警政署的機車數量統計，全台有高達1,370萬輛機車。機車通勤族們需要特別留意自身安全，尤其萬一發生車禍而摔出，身體直接面對撞擊的傷亡，實在令人怵目驚心！

根據103年度統計資料，台灣民眾因機車車禍而立即身故或事故後24小時內身故的案件數高達781件，件數佔率已達整體汽機車立即身故案件數的43%，可見騎乘機車因車禍而身故之人數佔率很高。然而你知道嗎？103年全台因騎乘機車未配戴安全帽而被警察開立罰單的案件數量，高達近26萬件！

機車通勤族一定要投保機車第三人強制責任保險，但是別忘了機車強制責任保險只提供第三人的身故、殘廢與醫療的基本保障，未包含駕駛人本人的任何保障。因此建議機車通勤族務必加保駕駛人傷害險與傷害醫療險。此外，建議再加保任意第三人責任保險與住院醫療保險。以20歲的女大學生小莉為例，列表摘要基本的保障內容與年繳保費如下：

50 廖勇誠(2013)，創價新聞

商品別	保障摘要	年繳保費(平均每年)*
機車強制責任險(保費以普通重型機車為例)	●第三人的身故、殘廢與醫療保障，**保障範圍未涵蓋駕駛人。** ●**身故保障：200萬** ●**殘廢保障：最高200萬，依殘廢等級理賠** ●**醫療保障：最高20萬**	550元
機車任意責任險(保費以普通重型機車為例)	●第三人的身故、殘廢、醫療與財產損害賠償，**保障範圍未涵蓋駕駛人。**	1,100元
駕駛人傷害險與傷害醫療險	●**駕駛人**的身故、殘廢與醫療保障。 ●**身故保障：200萬** ●**殘廢保障：最高200萬，依殘廢等級理賠** ●**醫療保障：最高20萬**	410元
保費小計		2,060元

*民眾自行投保享有保費折扣，上表保費為折扣後保費。

三、車險理賠爭議調處個案範例

1. 個案投保險種說明

(1)王先生向A保險公司投保團體傷害保險，保額300萬；並附加傷害醫療保險，日額1,000元。

(2)王先生向B保險公司投保強制汽車第三人責任險，身故保額為200萬元。

2. 個案事實經過

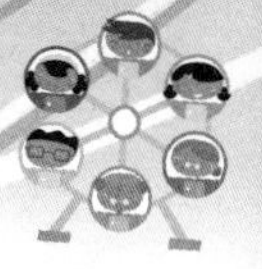

被保險人在98/12/6騎乘機車時，在高雄市左營區自由路三段附近發生車禍導致腦部外傷，並送往A醫院治療，98/12/7住院治療，並在99/1/12出院。被保險人在99/6/12向A醫院申請診斷證明書，內容記載「外傷性腦出血合併右側乏力；醫囑：中樞神經系統遺存障礙，終身不能從事任何工作，日常生活需人扶助及需專人周密照護」。但被保險人申請理賠時，A保險公司拒賠。

3. 當事人主張(申請人與保險公司)

(1)申請人(被保險人)主張：

a. 依據高雄市政府警察局交通大隊事故分析研判表、道路交通事故現場圖及交通事故登記聯單之記載，確有車禍發生造成殘廢失能。

b. B產險公司已支付一級殘廢失能保險金200萬，為何A保險公司卻拒賠？

(2)保險公司主張：

a. 該事故並不符合意外傷害事故的定義；意外事故之定義為非由疾病引起之外來突發事故。

b. 被保險人的病歷與電腦斷層資料顯示，被保險人疾病經醫師診斷為左側丘腦及基底核出血，大多為非外力造成。

4. 審查或判決意見

(1)意外傷害事故的定義：非由疾病引起之外來突發事故。

(2)本案車禍時腦部並無明顯傷害，僅有血塊。電腦斷層診斷結果為左側丘腦及基底核出血。該病況經醫師判定70%與高血壓有關，因此本案應非單純外傷導致的腦出血。

5. 調處或判決結果：A保險公司拒賠合理。

6. 個人觀點與論述

(1)實務上，傷害保險保費便宜，第一職業類別100萬保額僅700~1,400元；但民眾務必留意，傷害保險的保障範圍狹隘，因此建議也要投保人壽保險商品，以補足自身保障缺口。

(2)傷害醫療保險商品僅針對因意外傷害事故所導致的就醫治療理賠，理賠範圍也較住院醫療保險狹隘，民眾務必留意。因此建議也要投保住院醫療保險商品，以補足自身保障缺口。假設本案被保險人有投保住院醫療保險與傷害醫療保險，則可以獲得醫療理賠。

(3)強制汽車責任保險之殘廢失能理賠標準與傷害保險的殘廢等級表明顯有差異，而且強制汽車責任保險

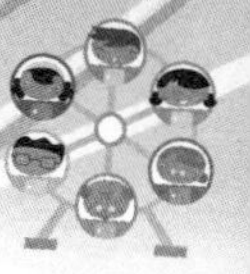

屬於政策性保險，理賠審查相較簡單，民眾務必留意兩者明顯存有差異，無法比照理賠。

(4)回歸本案，若被保險人可以進一步透過其他教學醫院診斷後，診斷出該病況有可能確實因為該車禍意外事故所造成，則申請人(被保險人)可向法院另提起告訴。

第五節 精選考題與考題解析

1. 關於強制汽車第三人責任保險之給付標準，下列敘述何者錯誤？

(A)每一個人傷害醫療給付最高新臺幣20萬元

(B)每一個人殘廢給付最高為新臺幣200萬元

(C)每一個人死亡給付為新臺幣220萬元

(D)每一事故給付人數無上限

解答：【C】

2. 責任保險契約承保被保險人依法對下列何者應負之賠償責任？

(A)被保險人 (B)第三人 (C)要保人 (D)加害人

解答：【B】

3. 請問依據民法侵權行為規範，車禍民事求償時效為多久？
(A)半年 (B)1年 (C)2年 (D)10年

解答：【C】

4. 請問依據刑事訴訟法規範，車禍刑事求償時效為多久？
(A)半年 (B)1年 (C)2年 (D)10年

解答：【A】

5. 請問自用小型汽車未投保強制汽車第三人責任保險，須罰款多少元？
(A)3000 (B)5000 (C)7000 (D)9000

解答：【A】

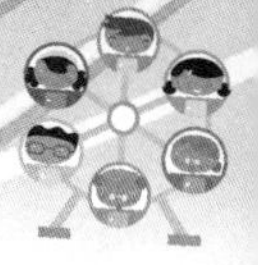

6. 任意汽車第三人責任保險理賠範圍包括哪些項目?
(A)診療費用 (B)看護費用 (C)精神慰藉金 (D)其他體傷賠償

解答：【A】【B】【C】【D】

7. 強制汽車第三人責任保險理賠範圍包括哪些項目？
(A)診療費用 (B)急救費用 (C)精神慰藉金 (D)其他體傷賠償

解答：【A】【B】

8. 受害人何種情況可向特別補償基金求償？
(A)事故汽車為未保險汽車 (B)事故汽車無法查究 (C)已投保強制責任險事故汽車 (D)已投保車體損失險事故汽車

解答：【A】【B】

9. 強制汽車第三人責任險請求權人提供證明文件後，可請求產險公司暫先給付多少比例的死亡保險金？

(A)50% (B)60% (C)70% (D)80%

解答：【A】

(考題來源為作者自編)

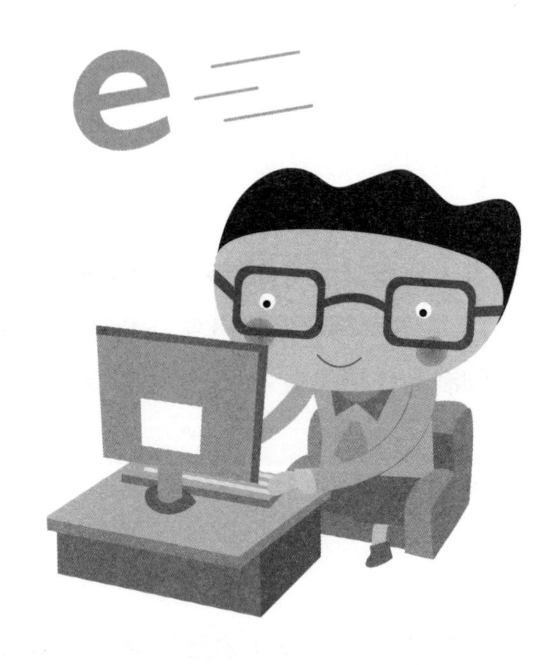

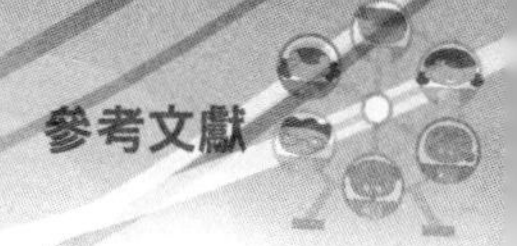

參考文獻

1. 方明川，商業年金保險概論，作者自行出版，2011年3月
2. 李家泉，壽險數學，作者自行出版，1996年
3. 李世代，日本、韓國長期照護保險內容與相關法令之研究，經建會委託研究計劃，2009年
4. 呂廣盛，個人壽險核保概論，1995年
5. 中央健保署，健保宣導資料與表單資料，2014~2015年
6. 台灣理財顧問認證協會網站，CFP考試退休金規畫與保險規劃相關考題， 2014年12月瀏覽
7. 風險管理學會，人身風險管理與理財，智勝文化，2001年
8. 宏泰人壽、國泰人壽、富邦人壽、新光人壽、中國人壽、安聯人壽、法國巴黎人壽、富邦產物、友邦產物、泰安產物、明台產物、華南產物、新光產物等保險公司商品簡介、條款、表單文件與網站資訊
9. 考選部網站，近年人身保險代理人與人身保險經紀人考題，2002~2015年
10. 林則男、廖述源，雇主意外責任保險、雇主補償責任保險及團體傷害保險之比較研究，核保學報第十七期，產物保險核保學會
11. 柯木興，社會保險，中國社會保險學會，1993年
12. 邵靄如、曾妙慧與蔡惠玲，健康保險，華泰文化，

2009年
13.金融消費評議中心網站，金融消費評議案例，102年
14.金融研訓院網站，近三年理財規劃人員考題與解答，瀏覽日期：104/5/1
15.保險事業發展中心，投資型保險業務員登錄考試訓練教材，2012年
16.保險事業發展中心，人身保險調處個案彙編，102年
17.保險事業發展中心，長期看護保險制度與推動之研究，金管會委託研究計劃，2009年
18.保險事業發展中心，汽車保險訓練教材，1992年
19.勞動部與勞保局，勞保與職業災害法令與宣導資料，2014~2015年
20.郝充仁等，因應高齡化社會保險相關制度及保險商品之研究，保險業務發展基金管理委員會，2014年
21.連宏銘與余清祥，終身癌症保險費率之釐定，保險專刊，2000年
22.陳明哲，人身保險，華視文化，2011年
23.陳伯燿、黃淑燕、徐敏珍，汽車保險，保險事業發展中心，2012年3月
24.謝淑慧、黃美玲，社會保險，華立圖書公司，2012年9月
25.衛生福利部，健保、醫療或長期看護統計與宣導資料，2014~2015年

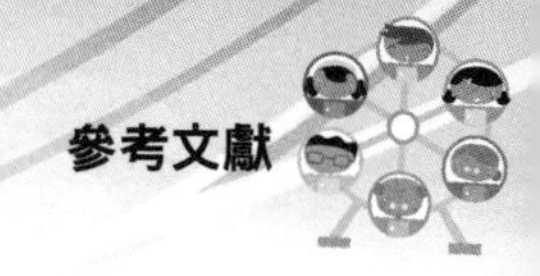

26.廖勇誠，個人年金保險商品實務與研究，鑫富樂文教，2012年9月
27.廖勇誠，輕鬆考證照：人身與財產風險管理概要與考題解析，鑫富樂文教，2013年1月
28.廖勇誠，別忘了職業傷害保障，和樂新聞/創價新聞，創價文教，2013年8月
29.廖勇誠，機車通勤族，別忘了您的安全帽與保險，和樂新聞/創價新聞，創價文教，2013年9月
30.廖勇誠，我失業了，怎麼辦，和樂新聞/創價新聞，創價文教，2013年11月
31.廖勇誠，李媽媽的健保費怎麼變多了? 談二代健保，和樂新聞/創價新聞，創價文教，2013年12月
32.廖勇誠，輕鬆考證照：外幣保單與保險理財，鑫富樂文教，2014年1月
33.廖勇誠，老年長期看護，您準備好了嗎，和樂新聞/創價新聞，創價文教，2014年2月
34.廖勇誠，別忘了癌症預防與保障，和樂新聞/創價新聞，創價文教，2014年3月
35.廖勇誠，別忘了申辦勞保失能年金與遺屬年金給付，和樂新聞/創價新聞，2014年7月
36.廖勇誠，家庭主婦的退休金與基本保障：國民年金保險，創價文教，2014年8月
37.廖勇誠，輕鬆考證照：人身保險經營與實務概要，鑫富

樂文教，2014年9月
38.廖勇誠，補足健保缺口必備的醫療險、建議追加的醫療險與勞保給付申請停看聽，和樂新聞/創價新聞，創價文教，2014年10月~12月
39.廖勇誠，立即加強職災預防，和樂新聞/創價新聞，創價文教，2015年1月
40.廖勇誠，精打細算保健保，創價文教，2015年6月
41.廖勇誠，健保部分負擔報您知，創價文教，2015年7月
42.產物保險公會，財產保險業務員基本教育訓練教材—保險理論與實務、汽車保險、火災保險、運輸保險，1997年3月
43.產物保險公會，住宅與地震基本契約條款、汽車保險契約條款與強制責任保險法，2012年
44.產險核保學會，產物保險業核保理賠人員資格考試綱要及參考解題，第三版
45.壽險公會與保險事業發展中心，近年人壽保險業概況與近年保費數據，1995~2014年
46.壽險公會、保險事業發展中心、勞動部與衛生福利部，保險法令或網站法令條文、年報資訊或統計資訊，2012年9月~2015年5月
47.壽險公會，人身保險業務員資格測驗統一教材，2012年
48.Harvey W. Rubin, Dictionary of Insurance Terms,

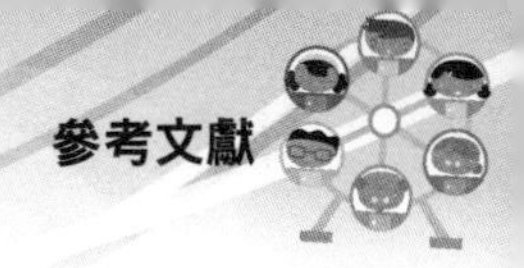

Fourth Edition

49.Kenneth Black, JR., Harold Skipper, JR.,Life Insurance, Prentice-Hall Inc, 1994

小叮嚀：
忙碌的現代人，心靈煩惱與焦躁不安反而更為嚴重；透過修行、轉念、體悟、放下我執、走出戶外、感恩、關懷與行善，就能昇華為健康的身心靈與生涯。

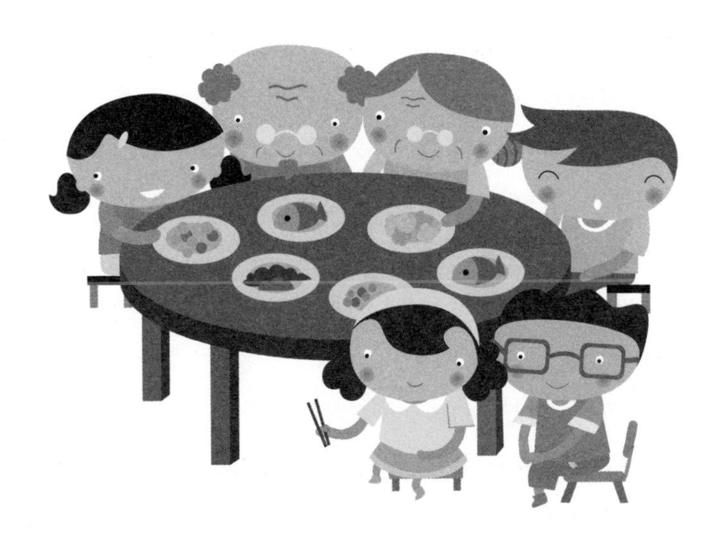

附件 傷害險商品與示範條款摘錄說明

一、傷害保險商品的基礎要點

1. 依保險法第131條規定，傷害保險為傷害保險人於被保險人遭受意外傷害及其所致殘廢或死亡時，負給付保險金額之責。

2. 意外事故之定義：非由疾病引起之外來突發事故。

(1)外來事故：並非身體內在疾病所造成，而是源自於外力所致。

(2)突發事故：突然發生，而非逐漸產生，也並非當事人所能預期。

(3)非由疾病引起事故：並非由疾病所引起。

3. 傷害保險承保被保險人因為意外事故，所致的身故與殘廢的經濟損失補償。被保險人投保人壽保險僅能獲得身故、全殘、生存給付或滿期給付的保障，部分殘廢無法獲得補償。因此，建議保戶需為自己另外規劃傷害保險，才能獲得因意外事故導致部分殘廢的損害補償。

4. 傷害保險商品分類：傷害保險商品可分類為保證續保、自動續保與非保證續保，壽險公司可經營的傷害保險契約多元，可經營非保證續保、自動續保或保證續保的傷害保險；產險公司則經營一年期非保證續保的傷害保險。另外，旅行平安保險其實也是傷害保

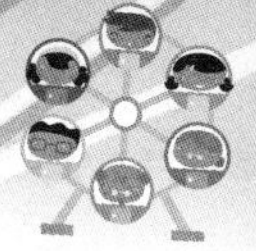

險，只是它是針對國內外旅客規劃的傷害保險。另一方面，也有壽險公司推動傷害失能保險、還本型傷害險、定期傷害險或終身型傷害險。

二、傷害保險商品保費基礎

1. 預定意外死亡發生率與意外殘廢發生率：預定意外死亡或意外殘廢發生率愈高，預期未來保險給付愈高，保費將愈貴。另外，對於傷害保險保費，通常依照職業等級別，訂立各等級的傷害保險保費金額，以反映不同職業等級的事故發生率差異。（與保費成正比）
2. 預定利率：預定利率對於一年期傷害險保費之影響並不顯著。
3. 預定附加費用率：費用率愈高，需要收取的費用就愈高，保費將愈貴。（與保費成正比）

三、傷害險示範條款摘錄與說明

摘錄一年期傷害保險示範條款並說明如下：

保險範圍

第二條

被保險人於本契約有效期間內，因遭受意外傷害事故，致其身體蒙受傷害而致殘廢或死亡時，本公司依照本契約的約定，給付保險金。

前項所稱意外傷害事故，指非由疾病引起之外來突發事故。

說明：

1. 意外傷害事故：指非由疾病引起之外來突發事故。
2. 因為疾病住院或因疾病而手術切除所致的殘廢，傷害保險不予理賠。

保險期間的始日與終日

第三條

本契約的保險期間，以本契約保險單上所載日時為準。

身故保險金或喪葬費用保險金的給付

第四條

被保險人於本契約有效期間內遭受第二條約定的意外傷害事故，自意外傷害事故發生之日起一百八十日以內死亡者，本公司按保險金額給付身故保險金。但超過一百八十日死亡者，受益人若能證明被保險人之死亡與該意外傷害事故具有因果關係者，不在此限。

訂立本契約時，以未滿十五足歲之未成年人為被保險人，其身故保險金之給付於被保險人滿十五足歲之日起發生效力。

訂立本契約時，以精神障礙或其他心智缺陷，致不能辨識

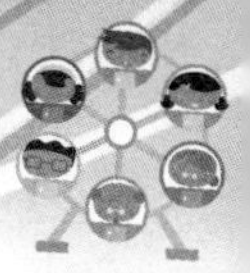

其行為或欠缺依其辨識而行為之能力者為被保險人，其身故保險金均變更為喪葬費用保險金。

前項被保險人於民國九十九年二月三日（含）以後所投保之喪葬費用保險金額總和（不限本公司），不得超過訂立本契約時遺產及贈與稅法第十七條有關遺產稅喪葬費扣除額之半數，其超過部分本公司不負給付責任，本公司並應無息退還該超過部分之已繳保險費。

前項情形，如要保人向二家（含）以上保險公司投保，或向同一保險公司投保數個保險契(附)約，且其投保之喪葬費用保險金額合計超過前項所定之限額者，本公司於所承保之喪葬費用金額範圍內，依各要保書所載之要保時間先後，依約給付喪葬費用保險金至前項喪葬費用額度上限為止，如有二家以上保險公司之保險契約要保時間相同或無法區分其要保時間之先後者，各該保險公司應依其喪葬費用保險金額與扣除要保時間在先之保險公司應理賠之金額後所餘之限額比例分擔其責任。

說明：

1. 為保護弱勢族群並減少道德危險事故發生，保險法令針對未滿15足歲之孩童、精神障礙或心智缺陷被保險人之傷害保險商品，訂有明確理賠限制。
2. 簽訂傷害險契約時，以未滿十五足歲之未成年人為被保險人，其身故保險金之給付於被保險人滿十五足歲之日起發生效力；因此未滿十五足歲前，傷害險契約不提供意外身故給付，這項規定與人壽保險契約不同。

3. 依據保險法107條與示範條款，以精神障礙或心智缺陷被保險人投保傷害險保單，其身故保險金名稱改為喪葬費用保險金，賠償金額不得超過遺贈稅法之遺產稅喪葬費用扣除額的50%。104年喪葬費用扣除額為123萬，因此喪葬費用保險金限額為61.5萬。另由於保險金額超過部分無效，因此壽險公司應無息退還超過部分之所繳保費。

殘廢保險金的給付

第五條

被保險人於本契約有效期間內遭受第二條約定的意外傷害事故，自意外傷害事故發生之日起一百八十日以內致成附表所列殘廢程度之一者，本公司給付殘廢保險金，其金額按該表所列之給付比例計算。但超過一百八十日致成殘廢者，受益人若能證明被保險人之殘廢與該意外傷害事故具有因果關係者，不在此限。

被保險人因同一意外傷害事故致成附表所列二項以上殘廢程度時，本公司給付各該項殘廢保險金之和，最高以保險金額為限。但不同殘廢項目屬於同一手或同一足時，僅給付一項殘廢保險金；若殘廢項目所屬殘廢等級不同時，給

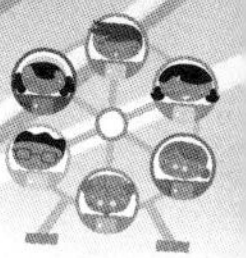

付較嚴重項目的殘廢保險金。

被保險人因本次意外傷害事故所致之殘廢，如合併以前（含本契約訂立前）的殘廢，可領附表所列較嚴重項目的殘廢保險金者，本公司按較嚴重的項目給付殘廢保險金，但以前的殘廢，視同已給付殘廢保險金，應扣除之。

前項情形，若被保險人扣除以前的殘廢後得領取之保險金低於單獨請領之金額者，不適用合併之約定。

被保險人於本契約有效期間內因不同意外傷害事故申領殘廢保險金時，本公司累計給付金額最高以保險金額為限。

說明：

1. 殘廢保險金理賠金額，依照殘廢等級表理賠；殘廢情況愈嚴重、殘廢等級愈高、理賠比例愈高。
2. 過去曾發生殘廢事故，之後又因意外事故發生殘廢，應扣除過去應理賠金額，以避免重複領取理賠並可降低道德危險。
3. 殘廢保險金累積理賠金額，最高以保險金額為限。

保險給付的限制

第六條

被保險人於本契約有效期間內因同一意外傷害事故致成殘廢後身故，並符合本契約第四條及第五條約定之申領條件時，本公司之給付總金額合計最高以保險金額為限。

前項情形，受益人已受領殘廢保險金者，本公司僅就保險金額與已受領金額間之差額負給付責任。

被保險人於本契約有效期間內因不同意外傷害事故致成殘廢、身故時，受益人得依第四條及第五條之約定分別申領保險金，不適用第一項之約定。

說明：

1. 因同一意外事故殘廢、然後身故，累計殘廢保險金與身故保險金額度，以保險金額為限。
2. 因不同意外事故造成殘廢、然後身故，可同時領取殘廢保險金與身故保險金，不需受限於保險金額。

除外責任（原因）

第七條

被保險人因下列原因致成死亡、殘廢或傷害時，本公司不負給付保險金的責任。

一、要保人、被保險人的故意行為。

二、被保險人犯罪行為。

三、被保險人飲酒後駕（騎）車，其吐氣或血液所含酒精成份超過道路交通法令規定標準者。

四、戰爭（不論宣戰與否）、內亂及其他類似的武裝變亂。但契約另有約定者不在此限。

五、因原子或核子能裝置所引起的爆炸、灼熱、輻射或污

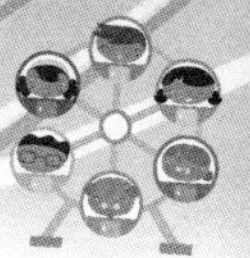

染。但契約另有約定者不在此限。

前項第一款情形（除被保險人的故意行為外），致被保險人傷害或殘廢時，本公司仍給付保險金。

說明：

1. 酒駕所造成的意外事故，明文規定不賠。
2. 故意行為、犯罪行為與自殺，傷害險不賠。

不保事項

第八條

被保險人從事下列活動，致成死亡、殘廢或傷害時，除契約另有約定外，本公司不負給付保險金的責任，

一、被保險人從事角力、摔跤、柔道、空手道、跆拳道、馬術、拳擊、特技表演等的競賽或表演。

二、被保險人從事汽車、機車及自由車等的競賽或表演。

說明：從事高危險性活動期間，意外險不賠。傷害險契約明訂之高危險性活動包含從事角力、摔跤、柔道、空手道、跆拳道、馬術、拳擊、特技表演、汽車機車競賽或表演等項目。

契約的無效

第九條

本契約訂立時，僅要保人知保險事故已發生者，契約無效。本公司不退還所收受之保險費。

說明：

1. 契約訂立時意外事故已發生，保險契約無效。針對要保人惡意詐欺投保行為，壽險公司可不退還所收保費。
2. 本條文呼應保險法第51條。

告知義務與本契約的解除

第十條

要保人在訂立本契約時，對於本公司要保書書面詢問的告知事項應據實說明，如有故意隱匿，或因過失遺漏或為不實的說明，足以變更或減少本公司對於危險的估計者，本公司得解除契約，其保險事故發生後亦同。但危險的發生未基於其說明或未說明的事實時，不在此限。

前項解除契約權，自本公司知有解除之原因後經過一個月不行使而消滅。

說明：傷害險契約仍適用告知義務條款；本條文內容與保險法64條相同。

契約的終止

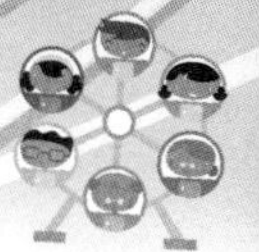

第十一條

要保人得隨時終止本契約。

前項契約之終止，自本公司收到要保人書面通知時，開始生效。

要保人依第一項約定終止本契約時，本公司應從當期已繳保險費扣除按短期費率計算已經過期間之保險費後，將其未滿期保險費退還要保人。

說明： 要保人可以隨時終止契約，終止後的已繳未到期保險費，按照短期費率表退還保費。

職業或職務變更的通知義務

第十二條

被保險人變更其職業或職務時，要保人或被保險人應即時以書面通知本公司。

被保險人所變更的職業或職務，依照本公司職業分類其危險性減低時，本公司於接到通知後，應自職業或職務變更之日起按其差額比率退還未滿期保險費。

被保險人所變更的職業或職務，依照本公司職業分類其危險性增加時，本公司於接到通知後，自職業或職務變更之日起，按差額比率增收未滿期保險費。但被保險人所變更的職業或職務依照本公司職業分類在拒保範圍內者，本公司於接到通知後得終止契約，並按日計算退還未滿期保險費。

被保險人所變更的職業或職務，依照本公司職業分類其危險性增加，未依第一項約定通知而發生保險事故者，本公司按其原收保險費與應收保險費的比率折算保險金給付。

說明：

1. 職業危險性減低，也就是適用的職業等級降低，應自職業或職務變更之日起，按其差額比率退還未滿期(未到期)保險費。
2. 職業危險性增加，也就是適用的職業等級提高，自職業或職務變更之日起，按差額比率增收未滿期保險費。
3. 被保險人變更為較高危險職業，未依約定通知而發生保險事故，壽險公司按其原收保險費與應收保險費的比率折算保險金給付。

受益人的指定及變更

第十七條

殘廢保險金的受益人，為被保險人本人，本公司不受理其指定或變更。

受益人之指定及變更，要保人得依下列約定辦理：

一、於訂立本契約時，經被保險人同意指定受益人。

二、於保險事故發生前經被保險人同意變更受益人，如要

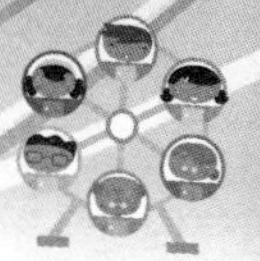

保人未將前述變更通知本公司者，不得對抗本公司。

前項受益人的變更，於要保人檢具申請書及被保險人的同意書送達本公司時，本公司應即予批註或發給批註書。本公司為身故或殘廢給付時，應以受益人直接申領為限。

說明：

1. 殘廢保險金的受益人，限制為被保險人本人。
2. 身故保險金受益人，由要保人指定，但需被保險人同意。

補充：傷害險續保條款範例

範例一：非保證續保條款

本附約續約時之保險期間為一年，於每期保險期間屆滿時，經本公司同意，並收取續約保險費後，本附約得逐年持續有效。

前項續約保險費，應以續約時被保險人的年齡及職業為基礎，按當時主管機關所核定的費率計算，要保人如不同意該項保險費，本附約自該期保險費應交之日起自動終止。

範例二：自動續保條款

本附約保險期間為一年，期滿時雙方若無反對的意思表示者，視為續約。續約的始期以原附約屆滿日的翌日為準。

範例三：保證續保條款

本契約保險期間為一年，保險期間屆滿時，要保人得交付續保保險費，以逐年使本契約繼續有效，本公司不得拒絕續保。

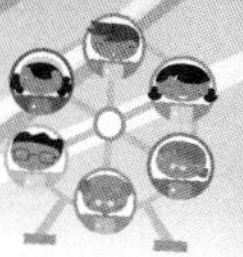

團體保險要保書

生效日期	中華民國　年　月　日零時
	本欄由本公司審核人員填寫

核准文號：89年10月4日台財保第0890709009號
核准文號：102年3月20日金管保壽字第10202542631號
備查文號：104年7月21日　　　　第1040721003號

※本公司免費申訴電話/0800-000-662。
※本公司資訊公開說明請參閱　　　　網站（網址/www　　　　com.tw），相關文件請向本公司總公司或各分公司查閱或索取。
※本商品經本公司合格簽署人員檢視其內容業已符合一般精算原則及保險法令，惟為確保權益，基於保險公司與消費者衡平對等原則，消費者仍應詳加閱讀保險單條款與相關文件，審慎選擇保險商品。本商品如有虛偽不實或違法情事，應由本公司及負責人依法負責。
※投保後解約或不繼續繳費可能不利消費者，請慎選符合需求之保險商品。
※保險契約各項權利義務皆詳列於保單條款，消費者務必詳加閱讀了解。
※健康保險非因保險事故而致保險契約效力終止時，本公司應退還未到期保險費。
※癌症保險所稱「癌症」係指本契約被保險人在本契約生效日起三十天後初次罹患契約條款所約定之「癌症」。
※重大疾病保險所稱「重大疾病」係指本契約被保險人在本契約生效日起三十天後初次罹患契約條款所約定之「重大疾病」。

一、要保單位基本資料

要保單位			保單號碼	
負責人			接洽人	
統一編號	□□□□□□□□		營業性質	
職災編號	(投保職業災害保險，請務必填寫)	電子郵件地址		
電話			傳真	
地址	□□□-□□			
是否提供受益人之聯絡地址及電話(請勾選)？□是　□否（如勾選是者，請提供。）				

二、要保事項

1. 被保險人投保資格□正常在職員工□其他__________
2. 被保險人是否領有身心障礙手冊或身心障礙證明(請勾選)？如勾選是者，請提供。
   □是　□否
3. 要保單位負擔保費比例____%或其他負擔保費方式__________
4. 受益人：◎身故保險金：□依勞動基準法死亡補償之順位
   □依下列順位指定1.配偶2.子女3.父母4.祖父母5.孫子女6.兄弟姐妹
   □被保險人之法定繼承人
   □詳加入卡
   □其他__________

◎醫療保險金、殘廢保險金之受益人為被保險人本人

※ 被保險人身故時，如有未給付予被保險人保險金部分，同意以1.□身故保險金受益人2.□被保險人之法定繼承人為此部分保險金受益人，如未勾選則以身故保險金受益人為此部分保險金受益人。惟倘各該險種另有約定則依各該險種契約條款約定。

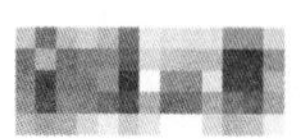

5. 繳費方式：☐年繳　☐半年繳　☐季繳　☐月繳　☐其他＿＿＿＿

6. 保險期間：☐一年　☐其他＿＿＿＿

7. 投保險種：

投保險種	投保險種
☐團體一年傷害保險	☐團體一年定期壽險
☐團體特定意外傷害給付附加條款	☐團體一年住院醫療限額保險
☐團體空中乘客傷害保險附約	☐團體一年住院醫療日額保險
☐團體一年醫療限額傷害保險	☐團體一年癌症醫療保險
☐團體一年醫療日額傷害保險	☐團體一年定期癌症保險
☐團體職業災害保險	☐團體一年重大疾病保險
☐團體因公傷害保險附加條款	☐團體骨折未住院傷害保險附加條款
☐＿＿＿＿	☐＿＿＿＿
☐＿＿＿＿	☐＿＿＿＿

保險金額：詳被保險人名冊（內容包含基本資料、投保險種及保險金額，亦可由要保單位提供）

※ 各被保險人視投保險種與保險金額需個別填寫之「團體保險被保險人健康告知聲明書」，列為本要保書內容之一部分。

三、聲明事項

1. 本人（被保險人）同意[illegible]保險股份有限公司得蒐集、處理及利用本人相關之健康檢查、醫療及病歷個人資料。
2. 本人（被保險人、要保人）同意[illegible]保險股份有限公司將本要保書上所載本人資料轉送產、壽險公會建立電腦系統連線，並同意產、壽險公會之會員公司查詢本人在該系統之資料以作為核保及理賠之參考，但各該公司仍應依其本身之核保或理賠標準決定是否承保或理賠，不得僅以前開資料作為承保或理賠之依據。
3. 本人（被保險人、要保人）同意全球人壽保險股份有限公司就本人之個人資料，於「個人資料保護法」所規定之範圍內，有為蒐集、處理及利用之權利。

◎ 本要保單位填寫要保書時已參閱[illegible]所提供之團體保險要保書填寫說明、團體保險投保人須知及保單契約條款樣本。

四、備註：如不同意填寫受益人之聯絡地址及電話，則以要保人最後所留之聯絡方式，作為日後身故保險金受益人之通知依據。

保險業務員/經紀人/代理人（簽名）

要保單位(簽章)

登錄證號/執業證號

負　責　人(簽章)

經代簽署人(簽章)

中　華　民　國　　年　　月　　日

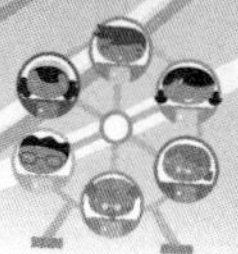

[redacted]

※要保人可透過本公司免費服務電話[redacted]網站(http://www.[redacted]com.tw)或總公司、分公司及通訊處查閱公開資訊文件。
※本商品經本公司合格簽署人員檢視[redacted]一般精算原則及保險[redacted]保權益，基於保險公司與消費者衡平對等原則，消費者仍應詳加閱讀保險單條款與相關文件，審慎選擇保險商品。本商品如有虛偽不實或違法情事，應由本公司及負責人依法負責。
※投保後解約或不繼續繳費可能不利消費者，請慎選符合需求之保險商品。
※本保險契約各項權利義務[redacted]，消費者務必詳加閱讀了解。 ※本商品受保險安定基金之保障。

[redacted]個人傷害保險（甲型）要保書

102.10.01(102[redacted]294 號函備查

保單號碼：14__________號 續保號碼：14__________號 保險期間：自民國____年____月____日零時起一年整(保險期間由本公司填寫)

要保人	姓名		法人代表人		身分證字號（統一編號）	
	戶籍地址	□□□			出生日期	
	聯絡地址				性別	□男 □女
	電話	(住家) (公司) (手機)			與被保險人關係	
被保險人	姓名		身分證字號		出生日期	
	服務單位		營業性質		婚姻	□已婚 □未婚
	工作內容		職業代碼		職業類別	性別 □男 □女
	戶籍地址	□同要保人 □□□				
	聯絡地址	□同上 □□□				
	電話	(住家) (公司) (手機)				
	被保險人是否已投保其他商業實支實付型傷害醫療保險或實支實付型醫療保險（請勾選）。(一) 實支實付型傷害醫療保險：□是，□否 (二) 實支實付型醫療保險：□是，□否					
	被保險人是否領有身心障礙手冊或身心障礙證明（請勾選）？ □是，□否 如勾選是者，請提供。					
受益人	身故(或喪葬費用)保險金(如未指定身故受益人，則以法定繼承人順序定之)	受益人姓名	與被保險人關係	給付方式（若未勾選視為均分）	殘廢或醫療保險金	☑被保險人本人
				□均分 □順位1 □比例____%		
				□均分 □順位2 □比例____%		
繳費方式	□信用卡（請填寫信用卡付款授權書） □現金					

承保範圍			保險金額						單位：新臺幣
			□方案A	□方案B	□方案C	□方案D	□方案E	□方案F	□方案G
主約	華南產物個人傷害保險(甲型)	一般身故/殘廢保險金	10萬元	10萬元	10萬元	10萬元	10萬元	10萬元	10萬元
		重大燒燙傷保險金	10萬元	10萬元	10萬元	10萬元	10萬元	10萬元	10萬元
附加條款	意外傷害身故及殘廢保險金附加條款	一般身故/殘廢保險金	90萬元	90萬元	190萬元	190萬元	290萬元	490萬元	190萬元
		大眾運輸工具特定傷害事故保險金	100萬元	400萬元	200萬元	800萬元	1200萬元	1500萬元	------
		電梯特定傷害事故保險金	100萬元	200萬元	200萬元	400萬元	600萬元	1000萬元	------
		火災特定傷害事故保險金	------	100萬元	------	200萬元	300萬元	500萬元	------
		雷擊或地震特定傷害事故保險金	------	100萬元	------	200萬元	300萬元	500萬元	------
		海外停留期間特定傷害事故保險金	------	100萬元	------	200萬元	300萬元	500萬元	------
	一氧化碳中毒保險金附加條款		------	100萬元	------	200萬元	300萬元	500萬元	------
	傷害醫療保險給付附加條款	傷害醫療實支實付保險金	2萬元	2萬元	2萬元	2萬元	3萬元	3萬元	2萬元
		傷害醫療住院日額保險金	500元	500元	500元	500元	1,000元	1,000元	500元
		加護病房住院日額保險金	2,000元	2,000元	2,000元	2,000元	3,000元	3,000元	2,000元
		燒燙傷病房住院日額保險金	2,000元	2,000元	2,000元	2,000元	3,000元	3,000元	------
		住院慰問保險金	------	1,000元	------	1,000元	2,000元	2,000元	1,000元
		食物中毒慰問保險金	2,000元	2,000元	2,000元	2,000元	3,000元	3,000元	------
	居家療養保險金附加條款		500元	1,000元	500元	1,000元	1,500元	2,000元	1,500元
	老殘照顧保險金附加條款		------	1,000元	------	1,500元	2,000元	2,000元	------
	托兒照顧保險金附加條款		------	1,000元	------	1,500元	2,000元	2,000元	------
	意外門診手術醫療保險金附加條款		------	500元	------	500元	500元	500元	------
	恐怖主義行為限額給付附加條款 理賠上限最高新台幣貳佰萬元		同時遭受二項以上特定傷害事故致殘廢或死亡時，本公司僅給付其中一款金額較高之殘廢或身故保險金。						

自動續約附加條款同意書	要保人投[redacted]人傷害保險（甲型），加[redacted]續約附加條款，若符合該附加條款之約定，於保險期間屆滿後，上述所列要保人投保之保障項目得繼續有效。 □同意 □不同意（若未勾選視為不同意）	＊投保時未滿15足歲者，本保險給付項目不含身故保險金。 年繳保險費（新臺幣／元）：　　元

【要(被)保險人告知事項】：本人於訂立本契約時，對於貴公司要保書書面詢問的告知事項均已據實說明，如有故意隱匿，或因過失遺漏或為不實的說明，足以變更或減少貴公司對於危險的估計者，貴公司得解除契約，其保險事故發生後亦同。但危險的發生未基於其說明或未說明的事實時，不在此限。

(一)過去二年內是否曾因患有下列疾病而接受醫師治療、診療或用藥？ 1.高血壓（指收縮壓 140mmHG，舒張壓 90 mmHG 以上）、狹心症、心肌梗塞、先天性心臟病、主動脈血管瘤。2.腦中風(腦出血、腦梗塞)、腦瘤、癲癇、智能障礙（外表無法明顯判斷者）、精神病、巴金森氏症。3.癌症(惡性腫瘤)、肝硬化、尿毒、血友病。4.糖尿病。5.酒精或藥物濫用成癮、眩暈症。6.視網膜出血或剝離、視神經病變。 □是 □否，如是，請說明：__________

(二)被保險人目前身體機能是否有下列障害?(請勾選)1.失明。2.是否曾因眼科疾病或傷害接受眼科專科醫師治療、診療或用藥，且一目視力經矯正後，最佳矯正視力在萬國視力表0.三以下。3.聾。4.是否曾因耳部疾病或傷害接受耳鼻喉科專科醫師治療、診療或用藥，且單耳聽力喪失程度在五十分貝(dB)以上。5.啞。6.咀嚼、吞嚥或言語機能障害。7.四肢(含手指、足趾)缺損或畸形。 □是 □否，如是，請說明：__________

【要(被)保險人聲明事項】：（一）本人（被保險人）同意華南保險得蒐集、處理及利用本人相關之健康檢查、醫療及病歷個人資料。（二）本人（被保險人、要保人）同意華南保險將本要保書上所載本人資料轉送產、壽險公會建立電腦系統連線，並同意產、壽險公會之會員公司查詢本人在該系統之資料以作為核保及理賠之參考，但各該公司仍應依其本身之核保或理賠標準決定是否承保或理賠，不得僅以前開資料作為承保或理賠之依據。（三）本人（被保險人、要保人）同意華南保險就本人之個人資料，於「個人資料保護法」所規定之範圍內，有為蒐集、處理及利用之權利。（四）本人（被保險人、要保人）已知悉並明瞭實支實付型傷害醫療保險或實支實付型醫療保險之受益人，申領保險金給付時須檢具醫療費用收據正本。但若被保險人已投保華南保險二張以上之商業實支實付型傷害醫療保險或實支實付型醫療保險；或本人於投保時已通知華南保險有投保其他商業實支實付型傷害醫療保險或實支實付型醫療保險，而華南保險仍承保者，華南保險對同一保險事故仍應依各該險別條款約定負給付責任。如有重複投保而未通知華南保險者，同意華南保險對同一保險事故中已獲得全民健康保險或其他人身保險契約給付的部分不負給付責任。

【本人於填寫要保書時，已審閱華南保險所提供之「保險單條款」及「投保須知」。】 此致 [redacted]險股份有限公司

要保人簽名：________ 被保險人簽名：________ 法定代理人簽名：________ 簽章日期： 年 月 日

(被保險人未滿7足歲者，由法定代理人代為簽名；7足歲(含)以上者，請由本人親自簽名) (要/被保險人未滿20足歲者需由法定代理人簽名)

專案名稱/代號	保源代號	通路欄位			華南保險欄位	
		實駐代號	推介人(姓名/業務員證號)	保經代簽署人簽章	業務員	經手人
精彩365 小資女專案						

主管： 再保： 核保： 助理： 校對： 輸入： 通路聯絡人：

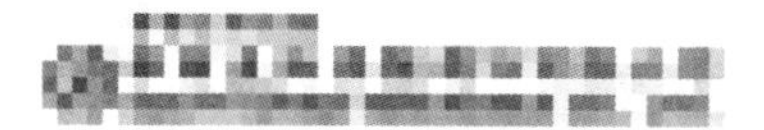

保單適合度分析評估暨業務員報告書

一、要/被保險人資料確認：(請依據招攬之保險商品填寫)

☐個人險適用：傷害保險、健康保險、旅行綜合保險5人以下及集體彙繳件

1、要保人資料確認：

姓名	要保人投保目的及需求	家庭年收入(法人免填)
	☐增加保障 ☐風險移轉 ☐子女教育經費 ☐房屋貸款 ☐其他：	☐50萬以下 ☐51-100萬元 ☐101-150萬元 ☐151-200萬元 ☐201萬元以上

2、被保險人資料確認：

姓名	被保險人投保目的及需求	家庭年收入(工作年收入及其他收入)
☐同要保人	☐增加保障 ☐風險移轉 ☐子女教育經費 ☐房屋貸款 ☐其他：	☐50萬以下 ☐51-100萬元 ☐101-150萬元 ☐151-200萬元 ☐201萬元以上
	☐增加保障 ☐風險移轉 ☐子女教育經費 ☐房屋貸款 ☐其他：	☐50萬以下 ☐51-100萬元 ☐101-150萬元 ☐151-200萬元 ☐201萬元以上
	☐增加保障 ☐風險移轉 ☐子女教育經費 ☐房屋貸款 ☐其他：	☐50萬以下 ☐51-100萬元 ☐101-150萬元 ☐151-200萬元 ☐201萬元以上
	☐增加保障 ☐風險移轉 ☐子女教育經費 ☐房屋貸款 ☐其他：	☐50萬以下 ☐51-100萬元 ☐101-150萬元 ☐151-200萬元 ☐201萬元以上

☐團體險適用：傷害保險、健康保險、旅行綜合保險5(含)人以上(要保人為法人時)

要保人(單位)資料確認：

要保單位名稱	要/被保險人投保目的及需求	要保單位財務狀況
	☐員工福利 ☐風險移轉 ☐其他：	資本額： 成立時間： 年 員工人數： 人

二、招攬過程說明：

- 招攬時是否親晤被保險人：☐是 ☐否
- 本契約是經由：☐陌生拜訪 ☐原已相識 ☐朋友/保戶介紹 ☐要/被保險人主動投保 ☐其他 ____________
- 要保書上是否確係由要/被保險人及法定代理人親簽名或要保單位正式章確認：☐是 ☐否
- 是否確認要保人(單位)/被保險人、法定代理人及受益人之身份，並核對要保書填載內容確實無誤：☐是 ☐否
- 是否向要保人或被保險人確認要保人與被保險人及被保險人與受益人之關係：☐是，記載於要保書或名冊 ☐否
- 本保單之規劃，要保人與被保險人是否已確實瞭解投保目的、保險需求，綜合考量要/被保險人收入、財務狀況、職業與保險費之負擔能力及投保險種、保險金額的相當性(適合度)：☐是 ☐否
- 是否確認要保人已確實瞭解其所繳交保險費係用以購買保險商品：☐是 ☐否
- 要/被保險人是否投保(或正在投保)其他商業保險：☐是 ☐否，若是，請說明公司名稱____________
- 被保險人家中主要經濟者爲誰，請說明____________
- 身故受益人是否指定爲配偶、直系親屬，或指定爲法定繼承人，且其順位及應得比例適用民法繼承編相關規定：☐是 ☐否，若否，請說明原因(並請保戶於要保書受益人欄位註明受益人身分證字號)____________

  ____
- 業務人員補充說明(其他有利於核保之資訊)____________

※本業務員報告書詢問事項，係由本人向要保人、被保險人及法定代理人(被保險人爲未成年時)確認無誤。

招攬單位	業務員簽章	日期
		年 月 日

103.02版

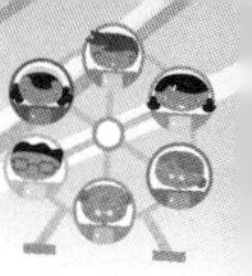

笑話篇：

幼稚園小班的美美有天跟奶奶說，我已經有男朋友了，而且還有其他人追我喔，讓奶奶嚇了一大跳，一直說那麼小不能交男朋友，不可以這樣。還好，爸爸補了一句，她班上的男同學就是男朋友啊，運動會時她跑第一個，所以有許多男同學追她。奶奶才鬆了一口氣。

有一對好朋友一起站在別人的轎車前面聊天，聊得太高興了，車主啟動汽車準備開動，她們還是一直聊天，完全沒有注意到車主要開車了。請猜一種飲料。

答案： Coffee 因為咖啡的台語是嘎逼，就是按喇叭的意義啊。

有一次，小陳在路邊被陌生人攔住，需要幫忙填寫問卷，小陳實在沒空，而且覺得對方沒有禮貌，一直糾纏不停，要求小陳不可以跑掉。聰明的小陳就說，沒問題，不過我在富樂保險公司服務，請你待會也幫我填個要保書，不可以跑掉喔。結果哪？陌生人馬上變臉地迅速逃跑。原來服務於保險公司有這個好處喔。

國家圖書館出版品預行編目(CIP)資料

健康保險、勞保與職災實務 / 廖勇誠著. -- 初版. -- 臺中市：鑫富樂文教, 2016.01

面；　公分

ISBN 978-986-88679-7-0(平裝)

1.全民健康保險　2.勞工保險　3.職業災害

412.56　　104025776

健康保險、勞保與職災實務

作者：廖勇誠
編輯：鑫富樂文教事業有限公司編輯部
美術設計：楊易達

發行人：林淑鈺
出版發行：鑫富樂文教事業有限公司
地址：402台中市南區南陽街77號1樓
電話：(04)2260-9293
傳真：(04)2260-7762
總經銷：紅螞蟻圖書有限公司
地址：114台北市內湖區舊宗路二段121巷19號
電話：(02)2795-3656
傳真：(02)2795-4100

2016年1月4日 初版一刷
定　價◎新台幣385元

ISBN 978-986-88679-7-0
公司網站：www.happybookp.com
回饋意見：joycelin@happybookp.com